ÉTUDE CLINIQUE ET EXPÉRIMENTALE

SUR

L'ACÉTONÉMIE

PAR

Le Dr P. de GENNES
Ancien interne des hôpitaux,
Membre de la Société anatomique et de la Société clinique.

PARIS
OCTAVE DOIN, ÉDITEUR
8, PLACE DE L'ODÉON, 8

1884

ÉTUDE CLINIQUE ET EXPÉRIMENTALE

SUR

L'ACÉTONÉMIE

ÉTUDE CLINIQUE ET EXPÉRIMENTALE

SUR

L'ACÉTONÉMIE

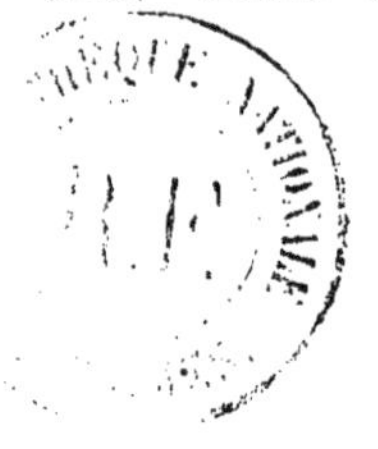

PAR

Le Dr P. de GENNES

Ancien interne des hôpitaux,
Membre de la Société anatomique et de la Société clinique.

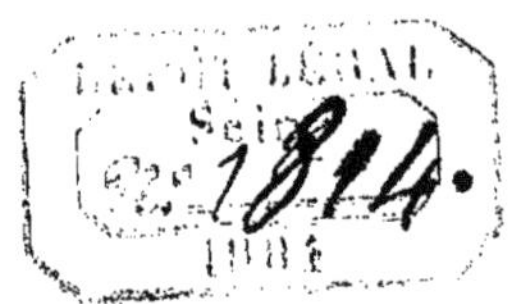

PARIS
OCTAVE DOIN, ÉDITEUR
8, PLACE DE L'ODÉON, 8

1884

ÉTUDE CLINIQUE ET EXPÉRIMENTALE

SUR

L'ACÉTONÉMIE

AVANT PROPOS

Les diabétiques peuvent mourir de deux façons : ou bien ils succombent lentement épuisés par la maladie, la phthisie pulmonaire est l'accident ultime de cette longue cachexie, ou bien ils sont emportés par des accidents survenant rapidement, c'est le coma diabétique. Cette seconde terminaison est due presque toujours à un empoisonnement spécial l'acétonémie; c'est ce que nous entendons démontrer à l'aide de preuves cliniques et expérimentales.

L'idée première de ce travail appartient à notre cher maitre, M. le Dr Lecorché, qui, frappé de la fréquence de l'empoisonnement acétonémique chez les diabétiques, nous a engagé à étudier cette question. C'est aussi à son instigation que j'ai entrepris, à son laboratoire de la maison municipale de Santé, des expériences sur les animaux, tendant à prouver d'une façon absolue ce que la clinique semblait déjà avoir démontré.

Si ce travail avait quelque mérite, tout l'honneur devrait être reporté à notre bien cher maître, qui n'a cessé de nous prodiguer ses excellents conseils.

Aussi je le prie d'accepter ici l'hommage de ma vive reconnaissance.

Nous remercions M. le professeur Potain pour l'honneur qu'il a bien voulu nous faire en acceptant la présidence de cette thèse.

Que notre cher collègue et ami, M. Marcy, veuille bien recevoir tous nos remerciements pour l'aide qu'il a bien voulu nous donner dans nos expériences.

HISTORIQUE

Autant l'étude clinique du coma diabétique a préoccupé les pathologistes, autant sa pathogénie est restée dans la vague. Non pas que de nombreux efforts n'aient été tentés pour arriver à une conclusion, mais la diversité des théories émises sur ce sujet suffirait à démontrer l'incertitude qui règne dans les esprits.

L'acétonémie, que nous entendons défendre, a subi particulièrement des fortunes diverses. Soupçonnée d'abord plutôt que démontrée, elle semblait hors de doute, grâce au travail de Kussmaul. Mais bientôt combattue en Allemagne même, elle trouva en France, en Angleterre, des défenseurs convaincus. Tout récemment encore de nombreux contradicteurs ont essayé de ruiner cette théorie, si bien qu'en dernière analyse tout semble à refaire. Ce sera notre but dans la mesure de nos forces.

Mais avant, il me paraît utile de rendre à chacun ce qui lui est dû, afin de pouvoir apprécier plus tard en connaissance de cause la valeur des diverses opinions.

Tout d'abord, les médecins s'aperçoivent que certains diabétiques dégagent une odeur chloroformique assez accusée et qu'on retrouve cette même odeur en examinant les urines.

Brand, le premier en 1850, fit cette remarque : Petters, en 1857, en fit également mention ; il chercha de plus la cause de cette odeur et l'attribua à l'acétone ; Lerch se rangea à cet avis, Cantani avait exprimé une opinion semblable.

Kaulich, en 1860, s'attacha à démontrer que la substance reconnue dans l'air expiré et aussi dans l'urine est bien de l'acétone et fit, du reste, cette restriction, que ce corps peut se rencontrer dans l'urine d'autres malades atteints de rougeole ou de scarlatine.

Gerhardt donna alors le moyen de reconnaître l'acétone dans l'urine. En ajoutant, dit-il, quelques gouttes d'acide sulfurique, on obtient une coloration rose clair, quelques gouttes de perchlorure de fer donnent une couleur rouge brun.

On chercha alors à trouver où et comment se formait l'acétone.

Béchamp, en 1872, démontre que la fermentation alcoolique et acétique peut se faire dans l'estomac. Petters et Kaulich sont de cet avis : ils pensent que le sucre, provenant de la glycogénie hépatique et éliminé par le suc gastrique, est l'origine de l'acétone, chez des malades soumis du reste au régime azoté.

Cette formation, exigerait d'après Kaulich, la présence, dans les matières contenues dans l'estomac, d'une espèce particulière de cryptogames.

Déjà Lambl, en 1857, avait constaté la présence de l'acétone dans l'estomac, mais il était allé plus loin, car il l'avait trouvé dans le sang. Rupstein, Gerhardt pensent aussi que l'estomac n'est pas seul la source de cet agent toxique, mais qu'il peut se former directement dans le sang. Ils ajoutent du reste, que l'acétone s'y trouve à l'état de sel de Gunther (éthyldiacétate de soude).

Quincke, Tappeiner, Buhl, Mosler pensent que c'est sous forme d'éther éthyldiacétique. Mosler avait encore ajouté qu'on rencontre ce corps dans la salive des malades chez lesquels on a déjà constaté l'odeur chloroformique.

Berti enfin, en 1874, a confirmé pleinement la présence de l'acétone dans le sang, puisqu'il a pu extraire, par voie de distillation, de l'alcool et de l'acétone du cœur, du foie, du cerveau de malades diabétiques, qui avaient succombé à l'acétonémie.

La doctrine de l'acétonémie a du reste trouvé en Kussmaul un défenseur très autorisé. Son mémoire, paru en 1874, est bien le meilleur travail original sur ce sujet. Après avoir tracé un tableau très fidèle du coma diabétique, il l'attribue à l'empoisonnement par l'acétone, puis, voulant donner à sa théorie une base scientifique sérieuse, il entreprend des expériences sur des animaux, malheureusement un peu incomplètes, mais qui démontrent cependant bien les propriétés toxiques de l'acétone et l'analogie des accidents produits avec ceux observés chez les diabétiques. Il croit qu'il se produit un empoisonnement lent qui peut amener rapidement des accidents aigus.

Malgré la valeur de ce travail, l'acétonémie fut combattue par Botto Scheube en Allemagne.

M. Lecorché reprit bientôt cette question, en 1877, dans son traité du diabète, et se déclara nettement pour les idées de Kussmaul. Une revue de MM. Bourneville et Teinturier conclut également dans le même sens.

En 1878 parut le travail de Balthazar Föster fort intéressant par les expériences qu'il contient. Après avoir rapporté deux observations d'acétonémie chez des diabétiques, il conclut :

1° Que l'odeur d'acétone est constante dans l'air expiré et dans l'urine des malades atteints de coma diabétique.

2° Que le sucre se convertit dans l'estomac en acétone, par la fermentation alcoolique et acétique.

3° Que les modifications du sang des acétonémiques peuvent être reproduites artificiellement par l'addition d'acétone dans le sang.

4° Que les accidents produits par l'administration d'acétone aux animaux étaient analogues à ceux observés dans le coma diabétique.

Tappeiner a reproduit sur des oies les expériences d'inhalation d'acétone ; il a ainsi provoqué des symptômes comateux et à forte dose des accidents cholériformes.

Kien, de Strasbourg, en 1878 et 1880, a publié une assez bonne étude sur l'acétonémie, étude accompagnée de deux observations très démonstratives.

Je citerai, vers cette même époque, le travail de M. Cyr. MM. Lecorché et Talamon, dans leurs études médicales, affirment une fois de plus la valeur de la théorie que nous étudions.

En 1882 parut un travail important d'Ebstein qui, frappé de la non-nocuité de l'acétone chez certains malades, croit en trouver la raison dans l'état du rein. Les diabétiques dont le filtre rénal serait sain éliminant l'acétone à mesure qu'elle se forme dans le sang, l'empoisonnement se produisant au contraire, lorsque l'altération des épithéliums s'oppose à la sortie de l'agent toxique. Dans ce dernier cas, il y aurait une dégénérescence hyaline et même quelquefois une nécrose des épithéliums des tubes contournés.

Buhl accuse l'épithélium intestinal malade de la rétention de l'acétone dans le sang. Il aurait, dit-il, trouvé des lésions profondes de cet épithélium chez des malades atteints de coma diabétique.

Taylor, citant vingt-huit auptosies, n'a trouvé que deux fois les lésions décrites par Ebstein.

Il nous reste à citer, parmi les travaux récents sur ce sujet, la revue de M. Dreyfus-Brissac et celle de M. Brissaud, la thèse de M. Leroux, en 1881, qui rejette la doctrine de l'acétonémie, la thèse d'agrégation de M. Dreyfous, qui l'adopte avec des réserves, puis un travail très important de Jænicke contenant une très bonne étude clinique du coma diabétique, qu'il attribue dans tous les cas à l'acétonémie. Il insiste du reste beaucoup sur l'influence de la diète carnée sur la production des accidents acétonémiques.

Mackensie a récemment étudié le coma diabétique et conclut assez vaguement à une toxhémie qui pourrait être l'acétonémie.

Citons encore un travail de Frerichs. Cet auteur

conclut au rejet de l'acétonémie. Il a fait faire par Bierger des expériences qui semblent tout à fait extraordinaires, étant donnés les résultats obtenus par presque tous les expérimentateurs. Nous en reparlerons plus tard.

Von Jaksch a tout récemment publié un travail ou se trouvent des contradictions assez surprenantes, car après avoir dit que certains auteurs croient que l'acétone est la cause des accidents comateux du diabète, il annonce des conclusions opposées. Cependant, cet auteur dit que dans certains cas de diabète l'acétone est en excès dans l'urine, et qu'alors l'affection est très grave et se termine très souvent par la mort dans le coma. En résumé, le travail de Jaksch se réduit à ceci : C'est qu'il y a un peu d'acétone dans toute urine normale, que la coloration rouge-brun par le perchlorure de fer est due à l'acide acétylacétique, corps du reste très voisin de l'acétone, et qu'enfin on trouve l'acétone surtout dans l'urine des diabétiques ; mais aussi quelquefois en petite quantité dans le carcinome et les fièvres graves, ce qu'avait déjà dit Petters.

Que faut-il conclure de tous ces travaux, c'est que l'incertitude est la note dominante. Si même on s'en tenait au travail de Frerichs, ce serait la négation absolue de la doctrine de l'acétonémie. Nous allons donc essayer de montrer qu'il faut revenir aux idées de Kussmaul, idées qu'il faut même accentuer et débarrasser des restrictions que cet auteur avait cru devoir faire. Tout d'abord, il importe de bien préciser les termes de la question. Qu'entendons nous par acétonémie ?

Nous voulons dire par ce terme qu'il existe dans le sang de certains diabétiques un produit de décomposition du sucre, l'acétone, agent toxique qui, quelquefois, détermine des accidents légers, mais qui, le plus souvent, détermine du coma rapidement mortel. Avant d'entrer dans l'étude du sujet, il nous paraît utile d'étudier ce qu'est chimiquement l'acétone.

ETUDE CHIMIQUE DE L'ACÉTONE.

L'acétone fut entrevue en 1754 par le marquis de Contenvaux, il l'obtint en distillant du verdet (acétate de cuivre).

Cinquante-cinq ans plus tard, Chenavix étudia ce produit sous le nom d'esprit pyroacétique ; le nom d'acétone lui fut donné par Bussy.

L'acétone qui a pour formule $C^3 H^6 O$ est un liquide incolore, très mobile, d'une odeur empyreumatique peu agréable, sa saveur est mordicante, elle est solube dans l'eau, l'alcool et l'éther. Sa densité est de 0,7921. Elle bout à 56°. L'acétone est inflammable et brûle avec une flamme blanche.

On prépare l'acétone en distillant dans une cornue de grès de l'acétate de calcium sec. Le liquide condensé est distillé sur un excès de chlorure de calcium. On l'obtient encore, dit Malaguti, en distillant un mélange de chaux et de sucre ; cette dernière préparation est très importante puisqu'elle nous explique la formation d'acétone chez les diabétiques.

On peut déceler l'acétone dans l'urine par les réactifs qu'indique Gerhardt, ainsi que nous l'avons déjà dit.

L'acétone, ainsi que le démontrent nos expériences, est un poison stupéfiant, déterminant d'abord un peu d'ivresse, puis le coma.

Mentionnons, en terminant, les divers produits voisins de l'acétone que certains auteurs incriminent dans la pathogénie du coma diabétique : Acide éthyldiacétique (Gunther Rupstein), éther éthyldiacétique, éthyldiacétate de soude ou sel de Gunther (Mosler, Kunche, Bulh), acide acétylacétique (Jaksch), acétylacétate d'éthyle (Seifert). Il est important de faire remarquer que ces divers corps peuvent résulter de la transformation de l'acétone. Et quand certains médecins, chimistes à l'excès, viennent nous dire que ce n'est pas l'acétone qui doit être incriminée, mais bien un des corps que nous venons d'énumérer. Nous leur répondons : ce sont là des distinctions par trop subtiles ; ce qu'il faut dire, c'est que l'acétone ou ses dérivés peuvent donner naissance aux accidents que nous allons décrire.

SYMPTOMES.

Un homme, diabétique depuis longtemps, après avoir subi une vive émotion, ou bien à l'arrivée d'un long voyage est pris d'agitation, d'inquiétudes vagues, ses urines diminuent de quantité, le sucre baisse, la bouche se sèche, des vomissements, de la diarrhée surviennent, il répand autour de lui une odeur chloroformique que remarquent les gens qui s'approchent.

La respiration devient pénible, malgré les efforts inouïs que fait le malade pour appeler l'air dans sa poitrine. Bientôt survient de la somnolence, qui peu à peu est remplacée par le coma absolu ; les extrimités se refroidissent et le malade, complètement algide, meurt vingt-quatre ou trente-six heures après le début de ces accidents.

Tel est, en quelques mots le tableau que présente au clinicien un malade qui meurt d'acétonémie. Il nous faut maintenant reprendre chaque symptôme, l'analyser et juger ainsi qu'elle est sa valeur diagnostique.

En premier lieu, nous étudierons l'odeur chloroformique que dégage l'haleine des acétonémiques : elle se montre dès le début à titre de signe prémonitoire, quelquefois après le début des accidents.

Ce signe, on le comprend, a une importance capitale puisqu'il a servi à édifier la doctrine de l'acétonémie. On le perçoit quelque temps avant l'explosion des accidents comateux, si bien que certains médecins ont pu prévoir et annoncer le coma diabétique en sentant cette odeur pénétrante. C'est ainsi que M. Lecorché, voyant entrer dans son cabinet un homme qui se plaignait d'étourdissements, de malaises, fut tellement frappé par cette odeur chloroformique qu'il examina de suite les urines, constata le diabète et conseilla au malade de rentrer chez lui au plus vite, lui promettant d'aller le voir dans la soirée ; le soir le malade mourait.

Je citerai encore ce malade de Kien qui dégageait une odeur chloroformique si accusée, qu'on était obligé d'ouvrir les fenêtres pour faire disparaître cette odeur pénétrante ; le malade mourut bientôt dans le coma.

M. Charcot donne un exemple bien frappant (thèse de Dreyfous). Il soignait un malade ayant des attaques de nerfs. Un jour, il est appelé en toute hâte, trouve le malade très prostré et dégageant une forte odeur chloroformique, il pensa au coma diabétique, et l'examen des urines justifia son diagnostic. Je rappellerai aussi les observations VII et IX, où l'odeur fut si forte qu'elle fut remarquée des personnes qui entouraient le malade, et qu'elle servit à M. Lecorché pour annoncer le coma. Cette odeur n'est, du reste, pas toujours aussi accentuée, mais elle existe toujours ; on l'a signalée même dans d'autres maladies, ce qui en diminuerait l'importance. Nous avons, en effet, senti fréquemment quelque chose d'analogue, surtout dans la cirrhose hépatique, mais c'est une odeur fade qui n'est pas, à vrai dire, celle de l'acétone et qui, en tout cas, est moins accentuée et demande à être cherchée.

Nous avons employé, jusqu'ici, l'expression odeur chloroformique, parce qu'elle nous semble exprimer bien réellement la sensation perçue ; on a comparé encore cette odeur à celle que donne le vinaigre, la pomme de reinette. Ce qu'il y a de vrai, c'est que c'est une odeur aigrelette d'acétone, que ceux qui ne connaissent pas ce corps comparent volontiers, et avec raison, au chloroforme. On la retrouve aussi dans les urines ; nous y reviendrons tout à l'heure.

La pathogénie de ce symptôme est facile à comprendre ; l'acétone, qui existe en plus ou moins grande proportion dans le sang, tend à s'éliminer par diverses voies ; l'exhalation pulmonaire est une des principales.

La dyspnée constitue le second symptôme important de l'acétonémie. C'est que cette gêne de la respiration a réellement quelque chose de spécial. Les malades sont pris tout à coup d'une angoisse terrible ; ils mettent en jeu tous leurs muscles inspirateurs ; le diaphragme se déprime, la poitrine se soulève avec force ; malgré sa faiblesse, sa prostration, l'acétonémique fait des efforts inouis pour respirer, sans pour cela se soulever sur son lit. Et cependant, malgré cet obstacle à l'hématose, l'auscultation ne révèle rien dans la poitrine ; c'est là le caractère essentiel de cette dyspnée. Kien lui assigne une modalité particulière, la poitrine se soulève tout d'une pièce, puis il y a un arrêt, le thorax s'abaisse ensuite vivement, une nouvelle pause se produit, et une autre inspiration recommence.

Le nombre des respirations est assez variable ; on a constaté 16 à 18 par minute, comme à l'état normal, mais il peut s'élever, ainsi que l'indique Southey, à 28,40 et plus. Elles ont été de 20 (obs. II), de 28 (obs. IV), de 30 (obs. VI), de 28 (obs. VII).

Tout à fait à la fin, la respiration se ralentit, devient moins profonde, irrégulière, et se rapproche du type décrit par Kien. Nous n'avons noté qu'une fois (obs. 3), cette façon de respirer, et encore, c'était tout à fait à la fin de la vie.

Si nous résumons les caractères de cette dyspnée, nous trouvons, en dernière analyse, que la respiration est profonde surtout, suspirieuse, accélérée, et qu'elle devient à la fin irrégulière.

Elle se différencie des autres genres de dyspnée : elle diffère, par exemple, de la dyspnée cardiaque, par l'absence de bruits anormaux à l'auscultation, par l'absence d'asphyxie. La dyspnée urémique est aussi bien différente, le type de Cheynes-Stokes n'étant pas du tout réalisé dans l'acétonémie. Cette dyspnée spéciale a donc une valeur séméiologique des plus importantes, puisque, par son caractère, elle permettra de soupçonner l'acétonémie.

Quelle peut être l'origine de cette dyspnée ? On pourrait incriminer l'altération des globules sanguins, qui deviendraient inaptes à absorber l'oxygène. Si on en croyait les observations de Foster, les globules rouges seraient, en effet, altérés, réduits en débris granuleux. Cette observation est juste, si on examine le sang mélangé directement à l'acétone, en dehors de l'organisme, ou bien, si on fait sans soin l'examen histologique du sang pris au doigt chez un malade acétonémique. Mais, l'examen de M. Talamon (obs. II), et celui que j'ai fait moi-même (obs. I), prouvent que les globules sanguins sont parfaitement normaux.

L'examen au spectroscope ne nous a révélé non plus aucune altération. Je reviendrai, du reste, sur ces examens du sang. Mais nous pouvons déjà nous refuser à croire à cette cause de dyspnée.

Il semble, au contraire, plus probable que l'acétone, agissant directement sur le système nerveux, produit de la dyspnée, de même que la piqûre du bulbe des animaux.

Les urines nous donnent aussi un appui sérieux pour le diagnostic. La quantité diminue en général (obs. V, etc.), le sucre devient aussi moins abondant; c'est ce que nous avons noté dans notre première observation, c'est ce que le malade de l'obs. 4, M. D..., avait observé lui-même, puisqu'il dit qu'il se portait beaucoup mieux lorsqu'il rendait beaucoup de sucre.

C'est, du reste, un fait bien connu dans le diabète, que la diminution de la quantité de sucre rendu n'est pas toujours un symptôme favorable; M. Lecorché l'a bien montré dans son livre sur le diabète, et M. Bouchard l'a exprimé d'une façon pittoresque.

en disant que la glycosurie est la sauvegarde du diabétique.

La densité, la coloration, n'ont aucun intérêt au point de vue qui nous occupe, la densité baisse avec le sucre, bien entendu.

La quantité d'urée reste la même (observation personnelle) ; je note ce fait avec intention, puisqu'il est en désaccord avec certaine théorie, émise contre l'acétonémie.

L'odeur toute spéciale que dégage l'urine a une haute valeur, elle est semblable à celle perçue dans l'air expiré. Toutefois, le fait n'est pas constant. On peut reconnaître la présence de l'acétone dans l'urine à l'aide de certains procédés, indiqués par Gerhardt. En ajoutant à l'urine diabétique quelques gouttes de perchlorure de fer on obtient une coloration rouge-brun très intense, l'acide sulfurique détermine une coloration rose clair; jamais on n'obtient ces colorations avec l'urine normale. On prétend que ces réactifs sont également ceux de l'acide acétique. C'est, en effet, exact ; car, comme le dit M. Lecorché, ce sont ces réactifs qu'on utilise commercialement pour se rendre compte de la pureté d'un vinaigre. L'acide acétique et l'acétone étant deux corps voisins, il n'y a pas lieu d'arguer de la similitude de ces réactions, pour en rejeter l'utilité. Gunther croit, du reste, que c'est à l'état d'éthyldiacétate de soude qu'on trouve l'acétone dans l'urine, mais il suffit d'ajouter quelques gouttes d'acide chlorhydrique pour que la réaction soit ensuite possible.

Jaksch, comme nous l'avons déjà indiqué, vient de publier un travail sur l'acétonurie qui constitue, ainsi que nous venons de le démontrer, un des bons symptômes de l'acétonémie.

Cet auteur conclut :

1° Qu'il existe de l'acétone à l'état normal dans l'urine, mais en quantité très faible;

2° Qu'il en existe en proportion notable dans toutes les fièvres graves;

3° Qu'on en trouve dans certains cas de carcinome.

4° Dans certains cas de diabète se terminant par le coma.

5° Dans la maladie décrite par Kaulich et Cantani, sous le nom d'acétonémie. Je ferai tout d'abord remarquer que Kaulich et Cantani n'ont pas décrit de maladie spéciale, mais bien un mode de terminaison du diabète, qu'il sont attribué à l'acétonémie ; il y a donc lieu de supprimer la cinquième conclusion de Jaksch, qui n'a aucune raison d'être. Quant à l'acétonurie normale, j'avoue que je n'ai pas pu la constater avec les réactifs ordinaires ; peut-être que, par la distillation d'une grande quantité d'urine, on arriverait à en trouver des traces; c'est à rechercher.

La présence de l'acétone ou de ses dérivés dans l'urine des malades atteints de fièvres graves est hors de doute; elle avait déjà été démontrée par Kaulich. Dans le carcinome, le fait n'est pas constant, dit Jaksch; je n'ai pas, du reste, trouvé la réaction dans les cas que j'ai vus.

Pour l'acétonurie diabétique, il est inutile d'y insister, elle est hors de doute, et Jaksch dit, avec raison, que quand elle est très marquée, il faut redouter des accidents sérieux.

Nous arrivons à cette conclusion, que l'acétonurie abondante constitue un symptôme important de l'acétonémie, puisqu'elle est une preuve des efforts que fait l'organisme pour se débarrasser de ce produit toxique.

Avant de terminer ce qui a trait aux modifications des urines, je tiens à parler d'un mémoire de M. Cornillon, paru il y a quelque temps, dans le *Progrès médical.* Cet auteur consacre de longs développements pour prouver que ce n'est pas l'acétone qu'on rencontre dans l'urine, mais bien des corps voisins que nous avons signalés dans la partie chimique de cet ouvrage. Nous répondrons que, d'abord à l'air libre, l'acétone, corps mobile, a pu se transformer, et que même, si ce n'était pas de l'acétone, mais bien de l'éther éhyldiacétique par exemple, cela ne changerait rien à la théorie que nous défendons.

Il est un ordre de symptômes contemporain de ceux que nous avons décrits précédemment. Nous voulons parler des troubles digestifs; ce sont des vomissements, de la diarrhée. Les vomissements sont notés assez souvent; ils sont parfois très abondants, fréquents et même incoercibles ; d'autres fois, il se produit un seul vomissement.

Richardson, Taylor, Hilton Fagge, insistent sur ce phénomène, à titre de signe prémonitoire. Je citerai, à ce sujet, les malades des observations VI et

VII, chez lesquels des vomissements précédèrent l'apparition des accidents acétonémiques. Le plus souvent, les matières vomies sont composées de substances alimentaires. Plusieurs auteurs ont cru trouver dans les liquides de l'estomac des ferments figurés, qui seraient cause de la production d'acétone. C'est ainsi que Kaulich a constaté dans les matières vomies, des sarcines et une espèce particulière de cryptogames. M. Talamon, dans l'examen qu'il fit du liquide de l'estomac chez le malade de l'observation II, a trouvé des micro-organismes très variés, qui, cultivés par la méthode de Pasteur, ont donné surtout des spores analogues à celles qu'on rencontre dans l'urine diabétique.

Ces micro-organismes seraient peut-être la cause d'une fermentation, qui aurait pour dernier terme l'acétone, acétone qui serait absorbée et passerait ainsi dans le sang pour constituer l'acétonémie. D'autres auteurs croient, au contraire, que l'acétone formée dans le sang apparaît dans l'estomac éliminée par le suc gastrique.

La diarrhée est aussi un accident fréquent ; ce fait est expressément noté dans plusieurs des observations que nous rapportons plus loin ; je citerai, en particulier, la malade de mon observation n° I, qui avait été prise de diarrhée deux jours avant le début des accidents acétonémiques. Cette diarrhée peut être très abondante, et s'accompagnant de refroidissement des extrémités, simuler ces symptômes cholériques qui ont été surtout décrits par Bulh. Tappeiner dit avoir reproduit ces accidents en faisant inhaler des doses très considérables d'acétone à des oies. En résumé, quand, chez un diabétique, on remarque des troubles digestifs, il faut craindre l'invasion d'accidents acétonémiques.

M. Dreyfous (thèse d'agrégation), frappé de la fréquence des troubles digestifs, a voulu même créer une période de début qu'il désigne sous le nom de phase abdominale.

Les vomissements et la diarrhée se montrent en effet, quelquefois au début, à l'exclusion de tout autre signe. Mais dans certains cas seulement ; souvent ils coexistent avec d'autres signes, l'odeur chloroformique, par exemple; c'est donc à tort, croyons-nous, que M. Dreyfous a créé une période des troubles digestifs ; cette division semblerait en effet indiquer que, dans tous les cas, les troubles digestifs apparaissent en dehors de tout autre symptôme vrai d'acétonémie.

Il faut, du reste, dire que si cette division a le tort de ne pas être clinique, elle a l'avantage de bien fixer dans l'esprit l'importance de ces signes.

La pathogénie de ces troubles digestifs s'explique fort bien par l'élimination de l'acétone à la surface du tube digestif. Le fait a même tellement frappé les observateurs, que plusieurs d'entre eux prétendent que l'acétone a toujours sa source dans l'estomac. Lambl en avait constaté la présence dans l'estomac, ce fut aussi l'opinion de Petters et de Kaulich. Ces auteurs prétendent même qu'il faut un trouble de l'estomac, une gastrite chronique, pour que l'acétone se oduise. Mais il est bien probable que ce qu'ils indiquent comme cause de l'acétonémie, n'en est que l'effet.

L'étude des accidents qui dépendent du *système nerveux* sont du plus haut intérêt, puisque presque tous constituent la période confirmée de l'acétonémie, c'est-à-dire le coma.

Mais, avant que cette dépression profonde du système nerveux se produise, on remarque quelques troubles des fonctions cérébrales qui font craindre l'invasion d'accidents plus sérieux. En effet, les malades sont anxieux, agités, inquiets. Ils sont très irritables; ce fait est bien remarquable dans l'observation II. A cet état d'excitation succède bientôt la somnolence, puis le coma.

Souvent aussi, cette période d'agitation fait défaut, les malades sont alors indolents, indifférents à tout ce qui les entoure; c'est ce qui existait chez le jeune malade de Kien (obs. XII), qui était absolument prostré et qui voulait surtout qu'on le laissât tranquille. C'est à peine si on peut arracher quelques paroles au malade. Cet état est, du reste, le commencement du coma.

D'autres fois, avant d'arriver à cet état, les malades sont épuisés et arrivent à la terminaison fatale par une progression insensible. C'est le cas de l'observation de M. Potain, communiquée à M. Dreyfous (obs. XX de la thèse Dreyfous).

Le coma, tel est l'aboutissant pour ainsi dire forcé de l'empoisonnement par l'acétone. Il existe à divers degrés; son intensité est, du reste, en rapport avec la violence de l'intoxication, comme quelquefois une simple somnolence, un besoin de sommeil auquel les malades ne peuvent se soustraire. A un degré plus élevé, on ne peut tirer que difficilement les malades de leur torpeur; le fait est noté dans plusieurs observations, et, en particulier, dans l'observation I. Enfin, le coma peut être absolu. Les malades, couchés dans le décubitus dorsal, sont complètement dans la résolution: on soulève le bras, il retombe inerte sur le lit, la respiration est stertoreuse, profonde, telle que nous l'avons déjà indiquée. Le facies n'est guère altéré, on ne rencontre pas cet état vultueux de la face propre à certains comas. Il y aurait plutôt un peu de cyanose.

Mais il est deux faits qu'il importe de bien retenir, car ils sont caractéristiques du coma diabétique et permettent de séparer cet état des autres comas.

Nous voulons parler de l'absence de convulsions et de la conservation de la sensibilité.

Il est rare, en effet, qu'on remarque des convulsions dans l'acétonémie. Ce fait est noté par plusieurs auteurs; M. Cyr, entre autres, y insiste beaucoup, M. Lecorché a été aussi frappé de l'absence des mouvements convulsifs. Cependant, M. Leroux, dans sa thèse, rapporte plusieurs cas de convulsions chez des enfants diabétiques frappés par l'acétonémie. Mais ce sont des enfants, ainsi que le fait remarquer M. Dreyfous, et on doit plutôt s'étonner que le fait ne se produise pas plus souvent chez eux, étant donnée la fréquence de ce symptôme à propos des causes les plus futiles.

Il est bien rare qu'on note une anesthésie absolue. Certainement, la sensibilité est obtuse, quelquefois, presque abolie. Toutefois, les malades font des mouvements quand on les pince ou quand on les pique. C'est assez dire que les réflexes sont conservés. On note aussi quelquefois des douleurs spontanées; c'est ainsi que certains malades se plaignent quelquefois d'une douleur très vive au niveau de l'hypochondre droit; c'est, en général, un phénomène du début. On a prétendu, mais sans preuves, que cette douleur devait être reportée au foie. Quoi qu'il en soit, ce signe a sa valeur, puisqu'il se rencontre très fréquemment au début de l'acétonémie.

L'état mental ne présente pas un grand intérêt, l'indifférence est ce qui domine; parfois se montre un peu d'excitation cérébrale, mais cet état ne dure pas et disparaît quand la somnolence s'établit.

Les pupilles ne donnent pas de signes constants dans l'acétonémie. Tantôt on les trouve contractées, plus souvent elles sont dilatées et peu contractiles.

La dilatation pupillaire est consignée dans les observations II, VI, VII.

La genèse des accidents qui se présentent du côté du système nerveux se comprend facilement par l'action exercée par l'acétone sur les centres nerveux; nous n'y insisterons pas davantage ici, comptant y revenir en traitant la partie expérimentale de cette étude, et aussi en étudiant la pathogénie générale de l'acétonémie.

La température est des plus importantes, car elle est toute spéciale aux acétonémiques. Lorsque le coma est établi, les malades sont algides, les mains, les pieds, la face sont glacés, la peau est cependant sèche. La température centrale est basse, et le fait est constant. Il n'est pas d'exemple de température élevée dans ces cas. Une fois (obs. III), M. Lecorché a vu le thermomètre s'élever à 38,6, et tandis que quelques heures avant, il y avait seulement 35,5. La règle absolue, c'est que la température centrale est presque constamment abaissée, et cela quelquefois dans des proportions très considérables. Dans mon observation I, la température, qui était les jours précédents de 38° et de 37,5, s'est abaissée progressivement à 36°, puis à 35,5, et enfin le matin de la mort à 34° (température axillaire) ; à 35,5 (température rectale).

On peut nous objecter que chez les diabétiques, la calorification n'est jamais bien grande, mais jamais le thermomètre ne s'abaisse aussi bas. Kussmaul a noté 32° dans un cas d'acétonémie.

Le cœur paraît intact, les battements sont suffisamment forts, en général précipités, 100 à 120 par minute. Le pouls reflète absolument l'état du cœur. Il est serré, assez petit et fréquent.

Il nous resterait encore, pour compléter l'étude analytique des symptômes, l'examen du sang. Nous préférons reporter cette recherche au chapitre de l'anatomie pathologique.

MARCHE.

Nous avons jusqu'ici étudié séparément chaque symptôme, en tenant compte dans l'ordre que nous avons adopté de l'importance diagnostique. Il nous faut maintenant grouper ces divers signes, en nous préoccupant surtout de leur ordre d'apparition.

On peut, il nous semble, les diviser en deux groupes :

1° Phénomènes de début qui peuvent constituer *la période d'invasion* ;

2° Phénomènes de la maladie confirmée ou *période d'état*.

Cette division est, du reste, toute artificielle, car certains symptômes de la période d'invasion se continuent et s'accentuent pendant la période d'état.

Quoi qu'il en soit, voici comment débute l'acétonémie : l'odeur chloroformique que dégagent les malades constitue un des phénomènes prémonitoires. Nous avons vu que cette odeur pénétrante avait servi à plusieurs médecins à annoncer l'apparition des accidents comateux. La diminution de la quantité des urines et du sucre, jointe à l'odeur d'acétone, est toujours un signe fâcheux.

Ce signe indique le début ou l'apparition prochaine du coma diabétique; puis surviennent des troubles digestifs, ce sont les vomissements, la diarrhée, les signes péritonitiques. Nous ne faisons que mentionner ici ce dernier signe que nous n'avons noté dans aucune de nos observations, mais dont M. Jaccoud a signalé un bel exemple. Ce sont, du reste, des troubles digestifs très accentués, simulant la péritonite. En même temps que les troubles digestifs, apparaît la douleur de l'hypochondre droit, dont nous avons déjà jugé la valeur.

La *dypsnée* spéciale doit être aussi rangée dans cette période. Elle suit en général les troubles digestifs. Cet ordre d'apparition est à remarquer dans les observations I, IV, V, VI, VII, IX, XIV. La dypsnée ne manque presque jamais dans l'attaque d'acétonémie ; survenant souvent à cette période, elle se continue pendant la période d'état et jusqu'à la terminaison fatale.

Quelques troubles du système nerveux marquent aussi cette période d'invasion. Ils précèdent ; accompagnent ou suivent les symptômes précédents, c'est de l'agitation, de l'inquiétude ou, au contraire, de l'indifférence; de la somnolence. C'est encore cet état d'épuisement progressif que nous avons décrit. Telle est la période d'invasion.

M. Dreyfous a voulu catégoriser ces faits et constituer ainsi trois phases de la période d'invasion :

1° Phase dypsnéique ;

2° Phase abdominale se divisant en type péritonitique, type gastrique et type cholériforme ;

3° Phase d'épuisement.

Nous trouvons que cette division est tout à fait théorique et ne répond nullement à la vérité clinique.

C'est ainsi qu'il est exceptionnel de voir les symptômes gastro-intestinaux remplir presque seuls la scène morbide ; ils précèdent la dypsnée qui, elle, est un signe presque absolument constant. Ce qu'il faut dire, c'est que, dans la période d'invasion, il existe des troubles digestifs respiratoires et nerveux qui coexistent le plus souvent.

A ces symptômes d'invasion succède la période d'état qu'on pourrait dénommer période comateuse. Car c'est ce phénomène qui domine tout le tableau. Les malades tombent donc dans le coma absolu, en même temps le pouls s'accélère, la respiration devient plus pénible, plus profonde, la température s'abaisse, le malade devient algide, enfin la mort survient sans convulsions.

Il est inutile d'ajouter que l'odeur chloroformique, les diverses modifications des urines existent encore et même plus accusées à cette période.

Le coma, quoique formant presque toujours l'accident ultime de l'acétonémie, n'est pas nécessairement précédé par les symptômes de la période d'invasion. Il peut frapper les diabétiques au milieu d'une santé relativement bonne. C'est le cas déjà cité de ce malade de M. Lecorché qui, venant le consulter pour des malaises sans importance, tombe dans le coma dans la soirée et meurt rapidement; l'odeur chloroformique existait déjà, il est vrai, mais ne pouvait frapper que des personnes instruites de la valeur de ce signe.

Jusqu'ici, nous n'avons eu en vue que la forme pour ainsi dire aiguë de l'acétonémie. Mais il est une autre forme peu connue, il est vrai, et qu'on pourrait appeler forme chronique ou forme à répétitions.

M. Lecorché parle de cette forme dans son livre sur le diabète. Il cite des cas où des malades ont subi des atteintes légères d'acétonémie qui disparaissaient après avoir déterminé quelques troubles digestifs, un peu de somnolence, un peu d'odeur chloroformique de l'haleine. J'insiste d'autant plus volontiers sur cette forme qu'une des observations rapportées à la fin de ce travail est un exemple frappant de cette forme spéciale. Je veux parler de l'observation X.

Il s'agit d'une dame qui, à trois reprises différentes, a eu une diminution très notable du sucre habituellement contenu dans son urine. Chaque fois l'acétone apparaissait dans l'urine et dans l'air expiré, et, sous l'influence de cette production d'acétone, survenaient de la somnolence et des troubles digestifs. Ces diverses manifestations disparaissaient sitôt que le sucre augmentait et que l'acétone cessait d'être produite.

M. Lecorché nous a dit avoir souvent remarqué des faits semblables chez des diabétiques.

Il est donc bien établi qu'à côté de la forme aiguë et pour ainsi dire foudroyante de l'acétonomie, il existe une forme chronique à répétitions. Il faut, du reste, se hâter de dire que ces atteintes légères ne sont en général que le prélude d'attaques plus sérieuses qui finissent par entraîner la mort du malade.

DURÉE, TERMINAISONS, PRONOSTIC.

Le début précis des accidents acétonémiques est bien difficile à indiquer ; il en résulte que la durée ne saurait être fixée rigoureusement ; toutefois, si on prend comme début les vomissements, l'odeur chloroformique très accusée, on trouve que les accidents évoluent en trente-six ou quarante-huit heures. La durée a été de vingt-quatre heures (obs. III et IX), de trente-six heures (obs. II et VI), de quarante-huit heures (obs. XIV), de trois jours et demi (obs de Kien), de sept à huit jours (obs. X). Elle est d'autant plus courte que l'apparition du coma est plus précoce. Un abaissement considérable de la température et une odeur très forte d'acétone sont des indices d'une marche très rapide.

La terminaison la plus fréquente est la mort ; telle est la conclusion de la plupart des observations que nous rapportons. Cependant, l'acétonémie n'est pas absolument fatale ; les atteintes légères d'acétonémie que nous avons décrites en sont une preuve suffisante.

Après ce que nous venons de dire, il est inutile d'insister sur le pronostic.

Il est de la plus haute gravité : la mort survient presque toujours et, lorsqu'on assiste à une disparition des accidents, il faut redouter une nouvelle atteinte qui, elle, emportera le malade.

Le pronostic sera d'autant plus sévère que l'odeur

chloroformique est plus forte et la température plus basse. Les attaques légères d'acétonémie s'accompagnent seulement d'un peu de torpeur et de somnolence, d'une odeur aigrelette peu forte ; la température centrale est toujours normale.

ANATOMIE PATHOLOGIQUE.

Si l'étude clinique de l'acétonémie s'appuie sur des observations nombreuses, il n'en est pas de même de l'anatomie pathologique. La cause en est facile à trouver. Presque tous les malades observés ne sont pas des malades d'hôpital; l'autopsie n'a pu, par conséquent, être faite. Cependant, plusieurs examens nécroscopiques, faits surtout à l'étranger, celui de notre observation I, vont nous permettre d'émettre quelques idées sur l'anatomie pathologique de l'acétonémie.

L'examen du sang est assurément ce qu'il y a de plus important. Il est surtout très utile de le faire pendant la vie; car, vingt-quatre heures après la mort, le sang a subi des altérations qui ne permettent plus guère de juger sainement la question.

Le sang tiré de la veine est noir, épais; le fait est imputable au diabète et non à l'acétonémie. Il faut dire, du reste, que presque tous les auteurs parlent du sang après la mort. Ce sont là, à notre avis, des conditions absolument défectueuses, qui ne permettent pas d'émettre une opinion sans réplique. On sait, en effet, que, vingt-quatre heures après la mort, le sang a déjà subi des altérations qui font qu'on peut prendre pour des lésions pathologiques des modifications purement cadavériques.

Voyons donc ce qu'est le sang des acétonémiques

au moment de la période la plus avancée. Ainsi que je l'ai dit, le sang est un peu noir, poisseux, comme chez tous les diabétiques ; il n'existe pas de molécules graisseuses à sa surface ; on ne trouve pas, en un mot, cet état lipémique du sang, signalé par Sanders et Hamilton. Nous parlons, il est vrai, d'après une seule observation ; il est fâcheux qu'on n'ait pas plus souvent examiné le sang des malades ; on aurait pu, ainsi, poser des conclusions certaines. Le sang, chez notre malade (obs 1) avait l'odeur d'acétone à un faible degré, il est vrai. Il en faudrait de grandes quantités pour en extraire chimiquement l'acétone.

L'examen microscopique a eté pratiqué par nous avec les précautions les plus minutieuses (flambage de la lame et de la lamelle, lavage des objets et du doigt avec des liquides antiseptiques).

Le sang, ainsi examiné avec un objectif à immersion, nous a fait reconnaître une parfaite intégrité des globules rouges et blancs ; le fait était important à constater, puisque Balthazar Foster prétendait que les globules du sang etaient déformés, crénelés. Les éléments figurés du sang, examinés après la mort, sont toujours déformés et même si, pendant la vie, on laisse quelques instants à l'air la gouttelette à examiner, ils sont bientôt altérés ; on n'est donc en droit de conclure que si on s'est entouré de toutes les précautions dont je viens de parler.

Nous avons cherché aussi si le sang ne contenait pas des germes. Il nous a été impossible d'en découvrir un seul, malgré des examens réitérés.

M. Talamon (obs. II) arrive aux mêmes conclusions que nous; il a cultivé, dans le bouillon Liébig stérilisé et neutralisé, puis dans du jus d'orange parfaitement stérile, une goutte de sang pris au doigt d'un acétonémique; les liquides sont restés parfaitement limpides après huit jours d'étuve.

Examiné au spectroscope, le sang ne présente rien d'anormal; les raies d'hématine et d'hématoïdine sont parfaitement conservées (obs. I).

Après la mort, le sang présente, à n'en pas douter, des altérations; considérables, du moins le fait est noté dans plusieurs observations. Sanders et Hamilton, B. Foster, signalent la présence de nombreuses molécules, formant une couche crémeuse à la surface; ces molécules sont dissoutes par l'éther. Nous n'avons pas trouvé cet aspect du sang à l'autopsie de notre malade, mais il est noté dans bon nombre d'autopsies de diabétiques morts, du reste, sans accidents analogues à ceux que nous étudions. Mais, tandis que Sanders et Hamilton attribuent cet état du sang à des molécules graisseuses, B. Foster et Saundby croient que ces granulations sont produites par l'acétone; ils se fondent sur l'expérience suivante :

Mélangeant du sang frais à de l'acétone, ils observent cet aspect crémeux qui disparaît, du reste, en présence de l'air. Tandis que le mélange du sang avec du chloroforme ou de l'éther ne produit pas ce phénomène. Nous avons répété cette expérience; le sang a pris, en effet, sous l'influence de l'acétone, un aspect blanchâtre, mais il n'a pas changé d'aspect à l'air libre. Les globules étaient déformés, mais presque tous les liquides s'éloignant de la composition du sérum, altèrent les globules.

On trouve toujours de l'acétone dans le sang des malades morts acétonémiques. Berti l'a constatée par l'odeur que dégageait le sang. Il l'a extraite du cerveau et du foie. Petters, Kaulich, Lambl, disent aussi l'y avoir trouvée.

Buresi l'a extraite par distillation du sang de la veine-porte. Chez notre malade, l'odeur d'acétone n'était pas très prononcée, quoique existant cependant.

L'examen des divers organes ne présentait pas d'intérêt.

Le système nerveux, qui paraît directement en cause, ne présente rien d'anormal.

Le cerveau, le bulbe et la moelle étaient parfaitement sains dans notre observation. Ce fait n'a, du reste, rien qui puisse nous étonner. L'alcool, qui agit également sur le système nerveux, ne laisse aucune trace sur les organes dans les intoxications aiguës. Toutefois, Berti a trouvé, dans un cas, de la congestion des méninges et du liquide dans les ventricules.

Les poumons, chez notre malade, présentaient un point de pneumonie qui est peut-être intéressant à noter, car il a bien pu être la cause occasionnelle de l'acétonémie; mais le fait est exceptionnel. Kussmaul fait remarquer qu'il a trouvé des foyers caséeux dans les poumons de ses malades morts acétonémiques. Il croit, du reste, que ces altérations pulmonaires, en gênant l'hématose, sont pour quelque chose dans la genèse des accidents.

Sanders et Hamilton, poursuivant toujours leurs idées de lipémie, trouvent des embolies graisseuses dans les capillaires pulmonaires. Nous n'avons pas trouvé ces mêmes embolies dans les poumons de notre malade. Le cœur ne présentait rien de particulier; il y avait une endopéricardite des plus nettes. Ce fait n'a rien à voir avec l'acétonémie. Il est complètement lié au diabète, ainsi que l'a très bien démontré notre maître, M. Lecorché.

Les reins présentent un tout autre intérêt. Ebstein aurait trouvé une dégénérescence hyaline et même une nécrose des épithéliums, des tubuli contorti.

Il en résulterait une non filtration de l'acétone qui, accumulée dans le sang, produirait les accidents que nous avons décrits.

Taylor n'est, du reste, pas de cet avis; il n'a rencontré que rarement ces lésions chez les acétonémiques; chez notre malade, il y avait un degré assez prononcé de néphrite interstitielle; la capsule était fortement adhérente. A l'examen histologique, on voit que le tissu conjonctif intertubulaire est assez développé, mais, cependant, pas autant que l'aurait fait soupçonner l'adhérence de la capsule. L'espace compris entre la capsule de Bowmann et le glomérule est considérablement dilaté, les tubes sont élargis en certains points, l'épithélium est trouble, granuleux, surtout dans les tubuli contorti. Nous n'avons pas trouvé cette nécrose signalée par Ebstein. Ces lésions rénales sont, du reste, fréquentes chez les diabétiques ; je ne crois pas, ainsi que je le dirai plus loin, qu'elles soient la cause de l'empoisonnement par l'acétone.

Le foie est douloureux chez les acétonémiques; aussi, on pouvait s'attendre à trouver des lésions; elles ne sont, du reste, pas signalées chez notre malade ; le foie était petit, présentant tout à fait l'aspect de la cirrhose de Laënnec. L'examen histologique nous a confirmé dans cette opinion. Il existait une cirrhose annulaire très nette; de plus, les cellules hépatiques, volumineuses, contenaient plusieurs noyaux. Ces lésions hépatiques ne sont pas, je crois, en relation avec l'acétonémie, mais bien seulement avec le diabète. La cirrhose atrophique est, d'après M. Lecorché, l'aboutissant obligé du diabète longtemps prolongé.

L'estomac contient une foule de germes qui, étant donnée la période à laquelle sont faites les autopsies, n'ont aucune valeur. L'acétone à été trouvé plusieurs fois dans l'estomac, notamment par Lambl.

L'intestin serait, d'après Buhl, le siège de lésions profondes (desquamations épithéliales); il en ferait une des causes de la non élimination de l'acétone. N'est-il pas plus logique d'admettre que ces lésions sont plutôt le résultat de l'acétonémie.

DIAGNOSTIC.

L'acétonémie, ainsi que nous venons de la décrire, nous paraît toujours facilement reconnaissable. Cependant, il faut la distinguer de quelques autres états comateux qui pourraient en imposer.

Trois grands symptômes permettent d'affirmer l'acétonémie, ce sont : l'odeur chloroformique, la dypsnée spéciale et l'abaissement de la température. Si ces trois symptômes sont présents, l'hésitation n'est guère permise. Mais si le tableau n'est pas complet, l'erreur est possible.

En général, le médecin est dans ces cas appelé pour un homme qui vient de tomber dans le coma.

On peut penser surtout, si on n'a pas de renseignements rétrospectifs, au coma alcoolique. L'odeur dégagée par le malade pourrait même prêter à l'erreur, si l'odeur chloroformique n'était pas très accusée ; mais l'alcoolique a la face rouge vultueuse, sa température n'est pas abaissée ; l'absence du sucre dans l'urine évitera la confusion.

L'encéphalopathie saturnine ne peut guère prêter à l'erreur, même en l'absence de renseignements, l'absence d'odeur, la température normale suffisent.

Il est un accident qui peut quelquefois simuler le coma acétonémique ; c'est le coma qui survient à la suite de l'empoisonnement par l'opium. Je n'en veux pour preuve que le fait suivant, qui s'est passé dans le service de M. Blachez, vers le mois d'avril 1883.

On apporte à l'hôpital un jeune homme qu'on avait trouvé sans connaissance dans sa chambre. M. Blachez rechercha alors les diverses causes du coma ; trouvant du sucre, il n'hésite pas à en faire un coma diabétique. On me montra le malade, sachant que je m'occupais de l'acétonémie. Il ne dégageait aucune odeur, je crus dès lors et j'affirmai presque que ce n'était pas de l'acétonémie. Plus tard, on finit par faire avouer au petit malade qu'il s'était empoisonné avec de l'opium. Or, on sait que Claude Bernard a signalé la glycosurie dans l'intoxication par les opiacés.

Le coma urémique peut être plus facilement confondu avec l'acétonémie.

L'erreur est surtout possible lorsque, chez un diabétique, les urines se suppriment.

Ces deux états ont des points communs : le coma, l'hypothermie et la dypsnée. Mais le coma de l'urémie n'est pas du tout celui de l'acétonémie.

Dans l'un, il y a des convulsions non constantes il est vrai, mais fréquentes dans l'autre, il n'y en a jamais.

Dans l'urémie, la température s'abaisse, mais jamais à un point aussi prononcé que dans l'acétonémie.

Quant à la dypsnée, elle est tout aussi différente dans les deux cas ; le type de Cheynes-Stokes est bien connu dans le premier, tandis que dans le second nous avons une dypsnée toute spéciale que nous avons déjà décrite.

Ajoutons que l'odeur chloroformique bien constatée est toujours le critérium le plus sûr. M. Dreyfous parle de la confusion possible avec le choléra, à cause du type cholériforme signalé surtout par Bulh ; d'abord ces cas sont rares et la composition des selles peut à elle seule établir le diagnostic.

Il nous semble que dans l'étude clinique qui vient d'être faite, il ressort assez évidemment que l'acétone est la cause du coma diabétique.

La présence de l'acétone dans le sang, l'odeur chloroformique que dégage l'haleine des malades, et puis dans les attaques successives, comme dans l'observation II, l'apparition et la disparition des accidents selon que l'acétone se forme ou est éliminée. Tout cela nous semble assez démonstratif. Cependant, les preuves ne sont pas d'une rigueur scientifique suffisante, c'est pourquoi nous avons cru entreprendre l'étude expérimentale de l'acétonémie qui, elle, apporte, d'après nos résultats, des arguments pour ainsi dire sans réplique.

PATHOGÉNIE. ÉTIOLOGIE.

L'acétonémie une fois constatée, la première idée qui s'impose à l'esprit, c'est la recherche du mode de formation de l'acétone dans le sang.

M. Lecorché, dans son traité du diabète, dit que l'acétone est due à la fermentation du sucre contenu dans le sang, fermentation qui donne d'abord de l'acide carbonique et de l'alcool, puis de l'acide acétique, et enfin de l'acétone. Certains auteurs pensent que cette fermentation se fait d'abord dans l'estomac pour passer ensuite dans le sang. Il paraît plus rationnel d'admettre que la fermentation se fait tout d'abord dans le sang.

C'est ainsi que l'avait pensé Rupstein. Cette manière de voir paraît bien certaine à priori, mais pour le bien démontrer, il eût fallu trouver l'agent de cette fermentation. M. Talamon, et nous, du reste, avons cherché avec soin ce micro-organisme, nos résultats sont absolument négatifs. Il existe cependant une observation intéressante et qui, à notre avis, est une démonstration éclatante de l'interprétation que nous venons d'émettre.

Cette observation est de Baudrimont ; elle a été insérée dans les Bulletins de thérapeutique de 1856. Cet auteur eut la singulière idée de traiter le diabète par l'ingestion de levûre de bière, sans doute sous l'empire de cette idée qu'il allait transformer le sucre diabétique en alcool et empêcher ainsi l'accumulation du sucre dans le sang.

Voici le curieux résultat obtenu : Un enfant de 11 ans, diabétique, fut soumis à l'ingestion de levûre de bière à la dose de quelques centigrammes d'abord, puis de 4 ou 5 grammes. Au bout de cinq jours, cet enfant eut des symptômes d'ivresse, étourdissements fréquents, titubation. Quatre jours après, il eut une indispostion sérieuse, on supprima alors l'usage de la levûre, mais bientôt, trois ou quatre jours après, il mourut d'une apoplexie séreuse. Ce terme vague d'apoplexie séreuse indique des accidents cérébraux inconnus à ce moment, mais qui étaient presque sûrement du coma diabétique. Ainsi donc, voici un enfant qui, sous l'influence de la levûre de bière a d'abord des symptômes d'excitation cérébrale, puis du coma. La conclusion évidente, c'est que le ferment de la levûre a accompli une transformation du sucre en alcool, puis en acide acétique et en acétone, laquelle a causé les accidents terminaux. C'est la pathogénie de la formation de l'acétone démontrée (involontairement il est vrai) de la façon la plus évidente.

Nous verrons, en traitant l'étude expérimentale de l'acétonémie, combien il serait intéressant de pouvoir reproduire cette démonstration ; des difficultés insurmontables nous ont arrêté.

Il ne suffit pas de savoir comment se forme l'acétone, il faut encore comprendre comment elle agit sur l'organisme. Deux actions sont possibles ; ou bien l'acétone agirait sur le sang qui, vicié, déterminerait des accidents, ou bien l'agent toxique agirait directement sur le système nerveux.

La solution de cette question est assez difficile.

Il nous paraît que les examens du sang de M. Talamon et le mien semblent trancher la difficulté. S'il est vrai, ainsi que le disait Föster, que le sang des acétonémiques présente des altérations aussi prononcées (globules altérés et déformés, sang crémeux, rempli de granulations), la première hypothèse est possible.

Mais, deux raisons plaident contre cette manière de voir : d'abord, si le sang était en cause, on aurait des symptômes multiples du côté des divers organes ; de plus, les examens du sang que nous rapportons, faits avec les plus minutieuses précautions, nous ont montré qu'il n'y avait aucune altération des éléments figurés.

D'après nous, l'acétone, après s'être formée, circule dans le liquide sanguin et agit surtout sur le système nerveux, pour produire le coma, l'hypothermie et la dyspnée ; du reste, cette manière de voir sera mieux démontrée après l'étude de nos expériences.

Nous avons parlé, en traitant l'anatomie pathologique, de cette opinion d'Ebstein, qui subordonne l'action nocive de l'acétone à une lésion de l'épithélium rénal. Bulh, avons-nous dit aussi, avait ajouté à cela que des lésions de l'épithélium intestinal étaient aussi nuisibles. L'acétone, de par ces altérations, ne pouvant être éliminé, deviendrait corps toxique. Nous avons répondu, avec Taylor, que la *rareté des lésions rénales* et intestinales, ruinaient cette interprétation.

Pour compléter cette étude de la genèse de l'acétonémie, il nous faut encore connaître les causes probables qui mettent en jeu cette fermentation, dont nous venons de parler.

Il est certain que si on trouvait la porte d'entrée du ferment, la cause déterminente serait évidente ; mais on ignore encore complétement ce mode de développement.

D'assez nombreuses causes occasionnelles ont été citées par les auteurs. Quelques-unes sont incontestables.

Il est, tout d'abord, une opinion curieuse ; c'est que l'acétonémie est la terminaison des diabètes traités, et dont on arrive à modifier l'évolution, tandis que le diabète, qui suit tranquillement sa marche, aboutit à une affection thoracique, c'est l'opinion de Pavy ; c'était aussi l'avis du regretté professeur Lasègue, qui refusa de traiter son diabète, et qui mourut, en effet, d'une affection thoracique. Cette manière de voir a, évidemment, quelque chose d'excessif, mais il y a une part de vérité, et voici comment nous l'entendons.

Une cause occasionnelle indubitable de l'acétonémie, ce sont les troubles digestifs. Le fait est noté dans plusieurs observations. Eh bien, quand on soumet un diabétique à un régime sévère, privation de féculents, par exemple, régime azoté, l'estomac se fatigue, des troubles dyspeptiques se montrent et l'acétonémie éclate. C'était bien l'avis de Petters et de

Kaulich, pour qui il fallait une desquamation de la muqueuse de l'estomac, une gastrite chronique, pour que l'acétone se montrât dans le sang.

Jœnicke est allé plus loin. Etudiant de nombreux malades de la clinique de Biermer, il vit l'acétonémie se produire chez des malades soumis à la diète carnée et la production d'acétone cesser, si on se départait de la sévérité de ce régime.

Le diabète traité, et surtout traité par la diète carnée, telle serait une des causes de l'acétonémie. Pourquoi ? D'après M. Lecorché (communication orale), ce serait à cause des troubles digestifs. M. Cyr, dans son mémoire, cite des observations contraires à cette idée.

Parmi les autres causes, il faut citer surtout tout ce qui peut agir en déprimant le système nerveux. Les voyages, les courses, sont très souvent la cause de l'apparition des accidents acétonémiques ; je citerai entre autres le petit malade de Kien, dont j'ai déjà souvent parlé, qui faisait tous les jours dix kilomètres à pied, et qui mourut quelques jours après dans le coma, en dégageant une forte odeur d'acétone ; les émotions morales doivent être rangées à coté des fatigues.

M. Verneuil citait, à la Société de Chirurgie, un cas de coma diabétique qui avait été déterminé par un trauma opératoire.

M. Leroux cite trois cas de cataractes opérées, comme cause du coma diabétique.

M. Dreyfous parle de l'action nocive des narcotiques ; il cite, à l'appui de ce fait, les observations de

Taylor, de Kussmaul, de Hilton-Faage. Nous y ajouterons notre première observation. La malade prenait, depuis plusieurs jours, 0,05 centigr. d'extrait thébaïque lorsque les accidents éclatèrent.

Il est intéressant de savoir à quelle période du diabète apparaît l'acétonémie. C'est, en général, à la fin, lorsque les diabétiques sont déjà épuisés, mais, souvent aussi, c'est dès le début, et chez des malades qui n'avaient pas encore trop souffert.

L'âge des malades n'est pas indifférent, ce sont surtout des enfants. Il y en a plusieurs cas, en effet, dans nos observations.

TRAITEMENT.

Le traitement de l'acétonémie doit être surtout préventif. L'étude des causes nous a appris que les émotions, les fatigues de tous genres, et le traumatisme, étaient toujours à craindre pour les diabétiques. Ces malades devront donc être prévenus des dangers qu'ils peuvent courir, et ils devront s'éloigner avec soin de tout ce qui pourra ébranler leur système nerveux.

L'état digestif de ces malades devra être aussi surveillé avec soin. On ne prescrira pas la diète carnée, que Jœnicke nous a montrée être très nuisible ; il faudra combattre les troubles dyspeptiques, qui pourraient être l'origine des accidents acétonémiques.

La médication curative est absolument nulle.

On a conseillé la transfusion, les inhalations d'oxygène, l'injection intra-veineuse des sels de soude. M. Lecorché nous a dit avoir employé ces divers moyens, mais sans aucun résultat. L'oxygène a été employé chez un malade, d'une de nos observations, mais cela sans le moindre succès.

Ne pouvant abandonner les malades, il faut faire de la thérapeutique symptomatique. Relever les malades par tous les moyens possibles, alcool, révulsifs, etc. Mais on échoue toujours.

La seule chose rationelle, si elle était possible, serait de ramener la glycosurie, qui diminue au moment de l'explosion des accidents.

OBSERVATIONS.

Observation I (Personnelle).

Diabète sucré. Acétonémie.

Mme Biget... (Julie), 63 ans, couturière, entrée, le 4 juillet 1883, salle Sainte-Thérèse, lit n° 27, service de M. le Dr Grancher.

Aucun antécédent morbide héréditaire ou personnel.

Mari mort, il y a trois ans, de diabète.

Début. — Il y a deux ans, elle s'aperçut qu'elle urinait très souvent; elle goûta ses urines et vit qu'elles étaient sucrées.

Le diabète fut alors constaté par un médecin.

Dès cette époque, polyurie, polydipsie, polyphagie.

Aucune complication pendant ces deux ans, sauf un panaris à la main droite, tout à fait au début.

Mais le diabète allait en augmentant tous les jours, malgré un traitement par l'iodure de potassium.

État actuel. — Elle entre à l'hôpital, à cause d'un point de côté au niveau du mamelon gauche; elle se plaint aussi de toux et de dyspnée depuis cinq jours.

On constate, à l'examen de cette malade, une pneumonie gauche avec souffle, râles crépitants, expectoration caractéristique.

Température axillaire, 39°.

L'état général n'est cependant pas mauvais.

L'examen des urines fait constater le diabète.

L'analyse donne :

Quantité, 2,500.
Densité, 1,037.
Sucre, 69 grammes par litre, 158 pour 24 heures.
Urée, 15 grammes par litre, 37 en 24 heures.

Traitement. — Potion de Todd.
Bicarbonate de soude, 2 grammes.
Pilules extr. thébaïque, 0,05 centigrammes.

7 juillet. Même état du côté de la poitrine ; le souffle a cependant un peu diminué.

Les urines sont semblables à celles de la veille.

Température axillaire, 38°.

Le 8. Amélioration de la lésion pulmonaire.

Température axillaire, 37°.

Soif vive, langue sèche, luisante.

Appétit presque nul.

Température axillaire, 38°.

Urines : quantité, 2,700; densité, 1035 ; urée, 15 grammes par litre ; sucre, 60 grammes par litre.

Les 9 et 10. État pulmonaire à peu près semblable. On n'entend plus de souffle, mais seulement quelques râles sous-crépitants.

État général peu satisfaisant, cependant la malade répond très bien aux questions qu'on lui adresse. Elle se plaint surtout de ne pas avoir de forces et d'avoir la bouche très sèche.

Urines : quantité, 2,000; densité, 1,035; urée, 14 grammes par litre; sucre, 58 par litre.

Le 11. Les symptômes pulmonaires tendent à disparaître. Ce qui domine, c'est un état de faiblesse qui s'accentue chaque jour.

La quantité des urines a baissé, 1,100 grammes ; l'urée est de 14 grammes ; le sucre, 50 grammes.

Le 12. Elle est prise d'une diarrhée très abondante. Elle ne mange plus ; l'appétit est complètement perdu.

La soif est toujours aussi vive; les forces sont presque nulles.

L'état du poumon est meilleur, quoiqu'il y ait encore des lésions persistantes en un point localisé. Râles sous-crépitants dans l'aisselle, du côté gauche.

Urines : quantité, 1,700 grammes; densité, 1,035; urée, 14 grammes par litre; sucre, 50 grammes.

Le 13. Même état. Urines moins abondantes, 1,400 grammes.

Le 14. On trouve la malade très affaissée, dans un état de torpeur dont on ne peut la tirer que difficilement. Son haleine dégage l'odeur chloroformique.

La sensibilité est cependant conservée.

La malade respire avec peine. Cependant la lésion pulmonaire n'a pas progressé et est toujours restée très localisée.

Les urines sont rares, 1,000 grammes environ.

Le perchlorure de fer, ajouté à l'urine, donne la coloration rouge brun, caractéristique de la présence de l'acétone.

La diarrhée a cessé complètement.

La température est de 37,5.

On supprime l'extrait thébaïque et le bicarbonate de soude.

On ne laisse que la potion de Todd.

Le 15. On trouve la malade dans un état beaucoup plus sérieux que la veille. Coma presque complet, c'est à peine si on peut réveiller la malade. La dyspnée est très grande, sans qu'on trouve rien de plus que la veille. La malade répand autour d'elle une odeur chloroformique très accentuée. Le pharmacien du service, qui est au pied du lit, demande si la malade n'aurait pas mis de chloroforme sur son mouchoir, tant l'odeur lui paraît forte.

L'urine contient très notablement de l'acétone; le perchlorure de fer donne la coloration rouge brun.

Quelques gouttes d'acide sulfurique donnent à l'urine une coloration rose clair.

La quantité des urines ne peut être évaluée, la malade ayant uriné sous elle.

On trouve 12 gr. 6 d'urée et 34 grammes de sucre.

Température axillaire, 36°.

On prend un peu de sang à la malade; il n'a pas d'aspect laiteux.

Au microscope, les globules rouges sont très nets. Les globules blancs, en nombre normal, ne sont pas altérés.

Examiné à un fort grossissement, le sang ne contient aucun germe, aucun ferment.

Le soir, la malade est très affaissée et on ne peut obtenir aucune réponse; la dyspnée est très vive; la respiration profonde.

Le nombre des respirations n'est pas augmenté, 18 par minute. Pouls petit, 90. Les extrémités sont froides. Température axillaire, 35,5. Odeur chloroformique très accentuée.

Examiné au spectroscope, le sang ne diffère pas du sang physiologique. Les raies d'hématine, d'hématoïdine sont très nettes.

Le 16. Au matin, la malade est plongée dans le coma le plus profond; elle respire péniblement; râles trachéaux abondants. Extrémités froides, glacées. La température axillaire est de 34°. La température rectale de 35,2. L'haleine dégage une odeur chloroformique trés accentuée. La malade urine sous elle, mais peu. La réaction, par le perchlorure de fer, est toujours aussi caractéristique. Il y a toujours du sucre, pas d'albumine.

Le coma s'accuse d'instant en instant, et la malade meurt à onze heures du matin.

Autopsie faite le 17 juillet. — A l'ouverture du corps, il ne s'écoule aucun liquide, ni de la cavité abdominale, ni de la cavité thoracique.

Le sang ne présente pas l'aspect crémeux.

Examen des organes. — *Cœur.* — Le cœur est petit, en systole; il présente, à la face antérieure du ventricule droit, une plaque laiteuse de péricardite ; cette plaque présente, à sa surface, des rugosités, qui ont l'aspect de papilles linguales. La plèvre gauche est adhérente au péricarde. A la pointe du cœur, on retrouve une autre plaque laiteuse de péricardite avec les mêmes rugosités. On note une surcharge graisseuse du cœur, surtout du ventricule droit.

A l'ouverture du cœur gauche, le muscle cardiaque ne semble pas altéré; il y a des nodosités assez nombreuses au niveau du bord libre de la valvule mitrale.

L'aorte est assez souple, présente quelques plaques d'athérome, disséminées surtout sur la valve sigmoïdo-mitrale.

A la coupe du cœur, le muscle cardiaque est très nettement dégénéré, et a subi la dégénérescence granulo-graisseuse.

Poumon. — Le poumon gauche crépite bien dans les parties inférieures, tandis que le lobe supérieur ne crépite pas et résiste sous le doigt.

A la coupe, ce lobe présente l'aspect de la pneumonie grise ; le tissu est très friable.

Un morceau de poumon pris dans ce lobe ne surnage pas. Le poumon droit ne présente pas d'altération.

Foie. — Le foie pèse 1,070 grammes; il est atrophié ; sa surface est décolorée, a une teinte argileuse; elle est granuleuse et présente, d'une façon typique, l'aspect du foie clouté.

A la coupe, le tissu du foie est très résistant et présente les mêmes granulations.

Reins. — Les reins ont leur volume normal et se décortiquent difficilement, et, en même temps, on enlève des morceaux de parenchyme rénal.

A la coupe, la substance corticale n'est pas diminuée de volume, mais par places on trouve des points blancs, indice de dégénérescence granulo-graisseuse.

Le *pancréas* ne semble pas diminué de volume.

L'estomac et l'intestin ne présentent rien d'anormal.

Rate. — La rate est doublée de volume; elle pèse 250 grammes. A la surface, périsplénite très accusée.

A la coupe, on trouve des tractus conjonctifs nombreux et épais. Le cerveau, le bulbe, le cervelet, la moelle ne présentent pas d'altération, du moins à l'œil nu.

Examen histologique. — *Reins.* — Le tissu conjonctif intertubulaire est très développé; les tubes sont dilatés par places. L'épithélium des tubuli contorti est desquamé en certains endroits; presque partout, il est trouble, granuleux. L'espace compris entre la capsule de Bowman et le glomérule est très agrandi.

Foie. — Lésions typiques de cirrhose annulaire. De plus, cellules hépatiques grosses et possédant plusieurs noyaux.

Cœur. — Endo-péricardite ne présentant rien de spécial; muscle cardiaque ayant un peu de dégénérescence granulo-graisseuse.

Les autres organes ne présentent pas d'altération.

Observations inédites dues à l'obligeance de M. le Dr Lécorché.

OBS. 2. — M. Rog..., diabétique depuis longtemps. Il rendait de 50 à 60 gram. de sucre par litre.

Le 3 avril, M. Lecorché constata une odeur très prononcée d'acétone.

Le malade est amaigri, il a perdu complètement l'appétit.

Lavage de l'estomac. Examen du sang.

L'analyse de l'urine fait constater une diminution considérable de sucre.

Par contre, l'acide sulfurique et le perchlorure de fer y font découvrir l'acétone.

Le 18. Assez longue promenade.

Le 19. Il se plaint d'une constipation qui dure déjà depuis trois jours. Perte d'appétit depuis quelquesjours. Dans la soirée délire léger, agitation; il prend un objet pour un autre, se promène avec agitation, change de vêtements, puis il cesse de parler et tombe dans le coma.

Le 20. A 7 heures du matin : Les extrémités sont froides (Examen du sang). La respiration est stertoreuse, profonde, il y a quelques suspensions. 20 respirations par minute. Le pouls est à 84. Battements du cœur assez forts. Pupilles dilatées, peu contractiles.

Sensibilité conservée.

L'urine analysée vers la fin de la vie donne 26 gr., 36 de sucre par litre. Odeur très prononcée d'actone.

Terminaison. Le coma s'accentue, et le malade de plus en plus algide, meurt dans la soirée.

Nous groupons ici les examens du sang et des liquides de l'estomac, examens qui ont été faits par M. Talamon.

Examen du sang. 5 avril. Examen au microscope. Globules rouges normaux. Globules blancs très rares. Pas de micrococus, ni de bactéries.

1° Quelques gouttes de ce sang sont mises dans un ballon Pasteur, contenant du bouillon Liebig stérélisé et neutralisé avec la potasse. Ce ballon est mis dans l'étuve à 37°.

Le 8. Le liquide est parfaitement limpide.

Le 16. Liquide toujours clair, aucun orgamisme ne s'est développé.

2° Un autre ballon contenant un liquide acide (jus d'orange additionné d'eau) stérilisé par une ébullition prolongée et ensemencé avec quelques gouttes du même sang, mis à l'étuve à 37°.

Au bout de huit jours, le liquide est toujours limpide, et ne contient aucun organisme.

Le 20. Examen du sang. Sang pris au doigt : Globules rouges normaux; presque pas de globules blancs. Aucune trace d'organismes. Semé dans un bouillon Liébig et dans le jus d'orange. Les bouillons restent limpides et ne cultivent pas.

Résultats de l'examen des liquides. — Le 10 avril, liquides de l'estomac obtenus avec le siphon Faucher. Un litre de liquide peu trouble et opalescent, dans lequel flottent de petits flocons blancs semblables à des flocons de ouate, de la grosseur d'une tête d'épingle. Au microscope, ces flocons sont formés de débris épithéliaux accumulés ; les cellules épithéliales sont granuleuses, déformées.

2° Amas de granulations irrégulières, rondes, réfringentes.

3° Bactéries courtes, de 5 à 6 μ de long sur 1/2 μ de large, peu nombreuses du reste.

4° Amas de spores ovalaires formant de petits tas de 60 ou 80 spores, ou bien par groupes de 3 ou 4, ou enfin isolées.

Ces spores contiennent un ou deux grains très réfringents, semblables du reste aux spores, qui se développent dans toute urine diabétique.

5° Autre espèce d'organismes, sous formes de bâtonnets ellipsoïdes très allongés, de 12 à 15 μ de long, sur 2 de large, contenant un ou deux grains brillants.

Ces bâtonnets sont simples ou bien présentent à une extrémité un petit bourgeonnement arrondi ; d'autres forment des chaînes assez larges de 4, 5, 8, bâtonnets.

Ces chaînes s'entrecroisent et s'entassent en amas, au milieu des cellules épithéliales et des granulations.

6° Autre espèce d'organisme, spores rondes, défringentes, de 4 à 5 μ de diamètre, quelques unes s'allongent en mycélium.

7° Amas de mycéluim complètement développés, entrecroisés les uns très étroits, de deux μ de large à peine, les autres atteignent 5 μ de diamètre, formant de long tubes. Certains de ces tubes sont vides, présentant une double ligne de contour, avec un espace intermédiaire très grêle. Quelques-uns sont plissés par place. Mais, dans la plupart, on voit disséminés dans cet espace intermédiaire, tantôt des grains arrondis, tantôt des petites masses carrées d'une réfrigence très grande, tranchant par cette réfrigence sur la pâleur de l'enveloppe de mycélium.

Ces tubes et ces grains représentent le contenu du mycélium, voie de fragmentation et sans doute de destruction.

Un deuxième examen du liquide retiré de l'estomac, par la sonde de Faucher, le 14 avril, donne les mêmes résultats.

Culture des micro-organisme du liquide de l'estomac. — 10 avril. Dans deux ballons Pasteur, contenant de l'urine additionnée d'acétate de soude, M. Talamon met quelques gouttes du liquide de l'estomac, retiré le même jour, laissés à la température ordinaire (15 degrés).

Le 14. Dans un des ballons, prédominent les spores ovulaires articulés, de 3 μ de larges sur 5 à 6 μ de long.

On y trouve aussi quelques bâtonnets ellipsoïdes.

Dans l'autre ballon, il s'est fait, au contraire, un développement considérable des bâtonnets en ellipse, allongés comme de longues chaînes, de 20 à 30 bâtonnets, les spores ovales sont peu nombreuses.

Le 16. Toute la surface du liquide des deux ballons est couverte d'une pellicule épaisse, blanche.

Dans les premiers ballons, cette pellicule est formée de spores ovales, ressemblant à celles de l'urine diabétique.

Dans le second, ce sont de longs bâtonnets, en forme de fuseaux, ayant de 15 à 20 μ de long, sur 1 et demi de large ; isolés ou articulés en chaînettes de 6, 7, 10 segments. Il ne s'est développé de mycélium dans l'un, ni dans l'autre ballon.

Obs. 3. M. D..., 45 ans, diabétique depuis longtemps. Envoyé à Cusset, en 1878, le sucre tombe à 8 grammes.

12 janvier 1879. Il se refroidit en venant à Paris.

Le 13. Il tombe brusquement dans le coma.

M. Lecorché constate en entrant une forte odeur d'acétone. La respiration est profonde, bruyante, suspirieuse. On ne trouve rien à l'auscultation. Les battements du cœur sont forts et précipités, 100 pulsations par minute. Aucun bruit anormal. La sensibilité est conservée, quoique obtuse.

On parvient à réveiller le malade en le secouant un peu.

La température axillaire, est abaissée à 35°. L'urine peu abondante contient 28 gram. de sucre par litre. Vers une heure du matin, le coma s'accentue, la respiration se ralentit, avec arrêt de temps à autre. La température s'élève, tout à fait à la fin, à 38° 6 ; la mort survient à ce moment, sans aucun autre phénomène.

Obs. 4. — Dam..., diabétique, vient consulter M. Lecorché, se plaignant de faiblesse extrême. Il a perdu complètement l'appétit, il ne peut manger que des œufs. Son haleine a une odeur aigrelette, il aurait déjà eu cette odeur à plusieurs reprises.

Urines : 2 litres par jour, 35 gram. de sucre par litre. Il aurait eu davantage de sucre, il y a quelques temps. Il dit qu'il se portait beaucoup mieux, lorsqu'il rendait beaucoup de sucre.

Diarrhée très abondante, avec envies fréquentes, incoercibles; sans grandes évacuations, diarrhée cédant au bismuth, mais reparaissant bientôt après. Rien dans le régime peut expliquer cette diarrhée.

Dans la nuit, perte de connaissance, puis le coma s'établit.

Les extrémités sontf roides.

La respiration est profonde, accélerée, 28 par minute, et la mort survient quarante-huit heures après le début de l'acétonémie.

Obs. V. — Mme L..., 54 ans, très grosse mangeuse, alcoolique, diabétique depuis dix ans, anthrax multiples; soif vive, appétit exagéré.

Constipation habituelle. En août, diarrhée, qui depuis lors a toujours persisté; depuis la diarrhée, flatulences, perte d'appétit.

Autrefois elle urinait de 5 à 6 litres, contenant chacun 40 à 60 grammes de sucre. Actuellement elle urine 3 litres. Albuminurie légère, un peu d'œdème des jambes.

Il y a quinze jours, légère bronchite; depuis lors, l'état du tube digestif s'est aggravé; anorexie complète, diarrhée, ballonnement du ventre.

Respiration lente, profonde; accès de dyspnée, asphyxie, cyanose des extrémités.

La malade exhale une odeur très nette d'acétone.

La malade est affaisée, somnolente dans la journée. La nuit elle ne dort pas. Sensibilité conservée.

27 novembre. Œdème des jambes, avec épaississement du derme, exulcérations.

La malade a un peu maigri.

L'appétit est assez bon, les digestions sont encore pénibles. Tendance à la contispation.

Le foie est gros, légère teinte subictérique. Les urines sont rares; 600 gram. par vingt-quatre heures, colorées (pigments biliares) ; pas d'albumine. Le sucre, qui a parfois disparu, est actuellement à 24 grammes par litre.

La sérosité, qu'on obtient en faisant des piqures aux jambes, contient du sucre.

Sommeil assez bon.

Plus d'acétonémie

2 octobre. Dans la nuit du dimanche au lundi, la malade a été prise d'une douleur vive, au côté gauche de la poitrine.

Le 6. Douleur vive au sein droit.

La malade exhale une forte odeur d'acétone, le sucre a beaucoup diminué.

La malade tombe peu à peu dans un état comateux, accompagné de subdelirtum, et meurt le 7 au matin. Au moment de la mort, vomissements noirâtres.

Obs. VI. — M. Vest, âgé de 14 ans.

Amaigrissement considérable, soif vive, appétit exagéré depuis plusieurs mois. Diabète reconnu il y a huit jours : 4 à 5 litres d'urine par jour ; 95 gr. de sucre par jour. Régime azoté.

Quelques jours après, sucre, 58 gr. par litre, mais le malade a des vomissements bilieux. Depuis trois jours son haleine dégage l'odeur d'acétone.

11 février, au matin. Il tombe dans un état de somnolence.

Le pouls est petit, filiforme, assez fréquent, 120 par minute.

Respiration stertoreuse, profonde, accélérée, 30 par minute.

Battements du cœur, forts, énergiques, pas de bruit anormal, peau sèche, pupilles dilatées. Refroidissement généralisé.

Odeur acétonémique saisissante.

Transfusion du sang, 150 gr.

Après l'opération, pouls un peu plus fort, aussi fréquent.

Inhalations d'oxygène. Le malade reprend un peu connaissance, mais pour retomber bientôt dans le coma absolu et meurt dans la journée.

La durée totale des accidents a été de trente-six heures.

Obs. VII. — Mme W..., 54 ans; diabétique depuis longtemps. Elle ne suivait, du reste, aucun régime.

Prise de bronchite depuis quelques jours, quelques râles un eu de fièvre.

23 février 1883. La bronchite est à peu près disparue.

M. Lecorché est appelé pour des accidents graves du côté du système nerveux. (Etat comateux).

Depuis quelques jours elle avait une halaine mauvaise, odeur très pénétrante. Le concierge en a fait la remarque en entrant dans l'appartement.

Elle avait également des troubles digestifs, vomissements, constipation, légères épistaxis.

Sa sœur, arrivée le 22, a trouvé qu'elle avait moins d'entrain, qu'elle répondait à peine. Température axillaire, 38.

Cet état s'est accentué cette nuit. Actuellement, elle est dans un état semi-comateux ; elle répond cependant un peu aux questions qu'on lui adresse ; elle se plaint de sécheresse de la gorge, d'une constriction des mâchoires ; la langue est sèche, l'urine rare.

Extrémités refroidies. Température axillaire, 35,5 ; pouls, 120. Pupilles dilatées. Respiration profonde, stertoreuse, accélérée, 28 par minute. L'air expiré a une forte odeur d'acétone, qu'on sent dès qu'on entre dans la chambre. Le coma s'accentue et la malade meurt dans la soirée.

Obs. VIII. — M. d'A..., 76 ans. Diabète datant de huit ans.

En 1880, troubles digestifs très accentués, anorexie, diarrhée, selles involontaires quelquefois.

Amaigrissement considérable, perte de forces.

Vers octobre, bronchite insignifiante, quelques râles aux bases.

A cette époque, on remarque une forte odeur d'acétone.

L'urine contient 45 gr. de sucre par litre.

Depuis lors, le malade s'affaisse, la somnolence est continuelle, la gorge est sèche. Pouls ralenti.

Puis le coma s'établit progressivement en sept ou huit jours.

La quantité de sucre s'abaisse à 20 gr.

Le dernier jour, le pouls se relève (100 puls.).

Le malade est algide, respire péniblement en faisant de profondes inspirations, l'air expiré dégage une odeur chloroformique très accentuée. La mort survient dans la nuit.

Obs. IX. — M. Ch..., 63 ans, diabétique depuis longtemps. Quantité très considérable de sucre.

En 1873, poussée aiguë, la polyurie augmente, la quantité de sucre est très forte.

Il avait, depuis quelque temps, des somnolences auxquelles il ne pouvait résister, il s'endormait quant on ne lui parlait pas.

M. Lecorché avait constaté, à plusieurs reprises, que l'haleine avait une odeur prononcée d'acétone.

En même temps étaient survenus des troubles dyspeptiques.

5 mai. Il est pris de somnolence plus forte que de coutume, la respiration devient pénible et le mort survient rapidement dans le coma. Le malade avait les extrémités froides, glacées.

Obs. X. — Mme Ha..., 60 ans, diabétique depuis dix ans.

La santé était cependant assez satisfaisante lorsqu'au mois de novembre 1880, elle s'aperçoit qu'elle est somnolente ; elle aime à ne pas être seule, s'endormait en dînant.

Elle a perdu toute activité.

Besoins fréquents d'aller à la selle, sans coliques, ne rendant chaque fois que peu de liquides.

Ne marche que péniblement.

Elle dégage une odeur aigrelette d'acétone.

La quantité de sucre a beaucoup diminué.

Cet état persiste sans aggravation.

3 avril 1881. La diarrhée est fréquente, 15 à 20 selles par jour. Selles, du reste, peu abondantes.

A ce moment on analyse l'urine ; on trouve une proportion de sucre très considérable : 75 gr. Par le perchlorure de fer on ne trouve pas d'acétone.

L'analyse des matières fécales a été faite par M. Talamon, au point de vue des ferments qui pouvaient y être contenus. Le résultat fut le suivant : nombreuses bactéries, nombreuses spores de levûre, des microbes de fermentation acétique.

Cette malade a eu, depuis, une autre atteinte d'acétonémie semblable à chaque fois ; la quantité de sucre a considérablement diminué, elle tombe de 75 à 80 gr. à 20 ou 25 gr.

Actuellement, cette malade est mieux, cependant le diabète persiste toujours aussi intense : 75 à 80 gr. de sucre par litre.

Obs. XI. — M. Laz..., diabétique depuis cinq ans, a éprouvé de grands chagrins.

4 mars. Il a des troubles digestifs très accentués, dyspepsie caractérisée par des aigreurs, une anorexie complète.

Constipation opiniâtre.

Forces très diminuées.

Urines très abondantes, 75 gr. de sucre par litre.

Le malade dégage une odeur aigrelette d'acétone.

Etourdissements fréquents ; en marchant, il a comme une sensation d'ivresse ; il se sent glacé ; les doigts sont engourdis. Cet état, mal caractérisé, s'accentue, le coma se déclare accompagné de dyspnée, et il meurt quelques jours après le début des accidents.

Obs. XII. — *Diabète chez un enfant de* 14 *ans*, acétonémie. (Kien, Gazette médicale de Strasbourg, 5 avril 1878).

5 avril. Enfant de 14 ans 1/2, fatigué, se plaignant d'abattement. Toux légère, diabète non soupçonné.

Température normale.

On lui conseille de boire toujours du lait chaud.

Pour remplir cette prescription, il va chaque jour à Shlitigheim (12 kilomètres).

Le 15. L'enfant est pris d'accidents sérieux : faiblesse, assoupissement. En entrant dans le magasin, Kien fut tellement frappé de l'odeur chloroformique qu'il demanda au père si on n'avait pas nettoyé de vêtements avec du chloroforme. Il fut convaincu bientôt de l'origine de cette odeur en approchant du malade.

Les renseignements rétrospectifs démontrent que la diabète existait depuis deux mois.

Le 14. Il s'est senti très fatigué de sa course à Shlitigheim ; le 15, il s'affaissa et tomba dans un état de somnolence absolue ; on a peine à lui faire accomplir quelques mouvements.

La température est de 35,5. Extrémités froides.

Respiration profonde, suspirieuse ; inspiration large, pénible ; efforts d'inspiration avec un petit soupir, pause et nouvelle inspiration. 18 respirations par minute. Pouls petit, 120. Pupilles un peu étroites. Urines, densité, 1028. Sucre, 66 gr. par litre.

Le soir, même état. Température rectale, 36,5. Pulsations, 120.

16 avril. Sommeil interrompu, gémissements, agitation. Urines : odeur d'acétone. Quantité, 1,300 gr. Densité, 1,028 gr. Sucre, 66 gr. par litre. Respiration, 22 par minute. Même type qu'hier. Abattement profond.

Soir, température rectale, 36,6. Pouls, 120. Respiration, 26. Même état, constipation opiniâtre.

Le 17. Nuit agitée. Urines, 1,100 cc., moins odorantes. Mains violacées, froides. Coma de plus en plus frofond. Temp. rect., 36,2. Pulsations, 128. Respiration, 28. Il meurt le 18 avril à cinq heures. Le traitement à consisté en teinture éthérée de valériane : aucun résultat.

Obs. XIII. *Diabète. Acétonémie.* — (Kien, Société de médecine de Strasbourg, 1879).

Sœur de charité, 34 ans, entre, le 24 octobre 1879, à la maison de Santé de Sainte-Barbe. Constatation du diabète.

Le 29 octobre. Elle est prise d'agitation, de malaise, un peu de délire dans la nuit.

Le 30. On est frappé de la forte odeur de chloroforme répandue dans la chambre, l'haleine de la malade est particulièrement imprégnée de cette odeur.

Dyspnée très intense et spéciale, violents efforts d'inspiration. Et cependant on ne trouve rien dans la poitrine. Nombre des respirations normal. Température axillaire, 37°. Pouls petit, rapide, 112. Facultés intellectuelles conservées Céphalalgie légère, ivresse, bourdonnements d'oreille.

Dans la journée, cris, gémissements, dyspnée persistante.

Le soir, odeur chloroformique très accusée.

Urines sentant fortement l'acétone.

Densité 1,030

Sucre 40 gr. par litre.

Vers 9 heures, angoisse, dyspnée extrême, semi-coma.

Température normale. Pouls petit, à 140.

Le 31. Le coma est le même. Très forte odeur d'acétone. Température normale. Mort dans le coma à quatre heures et demi.

Obs. XIV. *Diabète. Acétonémie.* — Leroux (thèse inaugurale, 1881).

J. G..., âgé de 14 ans, entre, le 20 février, salle Saint-Jean, service de M. Labric.

Diabète à début brusque, datant des premiers jours de janvier.

Il urine quatre litres en moyenne avec une moyenne de 50 gr. de sucre par litre.

Le petit malade se maintient ainsi sans grands accidents (sauf un peu de muguet) jusqu'au 18 avril, époque à laquelle il est pris de vomissements répétés et de pleurésie gauche. Il s'améliore, puis, le 1er mai, il se trouve plus fatigué, la polyurie est plus considérable.

Le 2. Vomissements répétés, la quantité d'urine baisse. Odeur chloroformique dans l'air expiré.

Le 5. L'odeur chloroformique disparaît. Les troubles digestifs ont cessé, la polyurie a repris (6 litres, 52 gr. de sucre par litre).

Le 10. Diminution des urines. Troubles digestifs (diarrhée, vomissements, grand abattement, odeur chloroformique très accusée).

Le 16. Mieux sensible.

Le 9 juin. L'enfant, très amélioré, part pour la campagne.

En septembre, au dire des parents, le malade allait beaucoup mieux, quand un jour on apprit qu'il était mort presque subitement. En résumé, cet enfant a eu deux atteintes d'acétonémie bien constatées, qui se sont dissipées.

Ces accidents ont coïncidé avec des troubles digestifs et une diminution notable de la quantité des urines, la quantité de sucre n'est malheureusement pas notée ce jour-là. Enfin le petit malade succombe à des accidents rapides, accidents dus très probablement à une nouvelle intoxication par l'acétone.

ÉTUDE EXPERIMENTALE.

Après avoir injecté sous la peau d'un cobaye ou d'un lapin 120 gouttes d'acétone, on voit l'animal, un quart d'heure après, d'abord un peu inquiet. Il change de place à chaque instant et semble éprouver des démangeaisons; il se gratte en effet fréquemment, puis, au bout d'un certain temps, une demi-heure en moyenne après le début de l'expérience, il devient somnolent; si on le fait marcher, il titube à chaque instant, il tombe, se relève pour tomber encore. Une heure après, le coma s'établit complet; l'animal, couché sur le côté, est incapable d'aucun mouvement; il est en proie à une dyspnée très vive, il fait de larges et profondes inspirations, sa température rectale s'abaisse de plusieurs degrés, les pattes se refroidissent, et l'animal meurt ainsi, en général, sans convulsions, au bout d'un temps qui varie entre cinq et vingt heures. Procédant comme pour les observations cliniques, nous allons reprendre chaque symptôme en particulier, l'étudier en détail, pour montrer quelle ressemblance il y a entre le diabétique mort dans le coma et l'animal intoxiqué par l'acétone.

Et tout d'abord cette agitation, cette inquiétude du début. La physionomie est vraiment remarquable : il s'agite, change de place, ne sait comment se mettre. N'y a-t-il pas vraiment une analogie complète avec ce qui se passe chez les diabétiques : lui aussi est impatient, inquiet, ne sait trop ce qu'il veut. Dans une de nos observations, nous voyons un malade changer de place à chaque instant dans sa chambre, prendre un vêtement, le quitter, puis le reprendre ensuite. C'est déjà un trouble du système nerveux, l'acétone absorbée a touché le cerveau et aussitôt tous les symptômes se déroulent.

A cette agitaton succède bientôt un état d'vresse. Les animaux ont peine à se tenir debout, ils tombent à chaque pas et, finalement, deviennent somnolents. Puis, le coma survient, complet, caractérisé, par une perte absolue du mouvement; la sensibilité est émoussée, mais non abolie; les mouvements réflexes *sont conservés.*

Nous retrouvons aussi cette absence de convulsions notée dans nos observations. Quelques animaux ont des contractions fibrillaires dans les pattes, mais rien de plus. La ressemblance est encore là absolue ; la forme du coma est celle présentée par nos diabétiques acétonémiques.

La respiration a présenté chez tous nos animaux des phénomènes des plus remarquables, et complètement semblables aux faits cliniques. En effet, trois quarts d'heure ou une heure après l'administration de l'acétone, les animaux qui respiraient tranquillement font tout à coup des inspirations profondes, et on voit le diaphragme se déprimer, les côtes se soulever avec force. Le type respiratoire est tellement remarquable, qu'il a frappé tous ceux qui ont assisté à nos expériences. Dans une d'elles, le type décrit par Kien chez le diabétique a été absolument reproduit. C'est le cas de l'expérience XIII.

Le nombre des respirations est variable ; le plus souvent, il est normal ; quelquefois, il y a ralentissement, moins souvent accélération. Nous ne voyons pas qu'il soit possible de trouver la moindre dissemblance entre les faits expérimentaux et les faits cliniques. Qu'on compare nos deux descriptions de la dyspnée acétonémique et on trouvera une ressemblance absolue.

Un fait non moins intéressant, c'est l'hypothermie. La température, prise avant et pendant l'expérience, nous a donné des résultats absolument concluants. Normalement, chez les animaux, le thermomètre. introduit dans le rectum donnait, entre 39,5 et 40°. Une demi-heure ou une heure après, la température commence à s'abaisser, elle n'est plus qu'à 39 ; puis le coma s'accentue et la température arrive à 38° ; d'instants en instants, la colonne thermométrique s'abaisse à 37°, 36°, 34°, 32° et même 30°. Le chien qui a servi à une de nos expériences est mort complètement algide. N'ayant pu rester auprès de lui, nous n'avons pu prendre la température jusqu'à la fin, mais un de nos aides nous a dit qu'à la fin il était tout à fait froid.

Cet abaissement constant de la température nous a vivement frappé. Car c'est encore une preuve et des plus importantes, en faveur de l'identité des deux processus, clinique et expérimental ; la température s'abaisse un peu plus chez les animaux, mais il faut dire que, chez eux, l'intoxication est aussi plus aiguë, plus rapide. Les urines des animaux opérés par nous contenaient de l'acétone; on obtenait nettement la coloration rouge-brun par le perchlorure de fer, et cela une ou deux heures après le début de l'expérience : l'acétone s'élimine en partie par les urines, cela n'a rien de bien curieux. Ils se comportent en cela comme les diabétiques qui, eux aussi, se débarrassent par les reins d'une partie de cet agent toxique.

L'air expiré par les animaux est aussi chargé de cette odeur pénétrante qui existe chez les acétonémiques, c'est encore là un point de ressemblance, mais qui ne saurait entrer en ligne de compte pour la démonstration de nos idées.

Le cœur et le pouls ne subissent pas de grandes altérations. Les battements sont précipités, mais ils sont difficiles à compter, même à l'état sain. Il n'y a donc pas beaucoup à se préoccuper de ces modifications, d'autant plus que, chez les malades acétonémiques. cet examen est aussi à peu près négatif.

L'examen du sang est plus intéressant. Nous n'avons jamais trouvé l'aspect laiteux que Foster, Sanders et Hamilton ont signalé chez les diabétiques, mourant dans le coma, Mais nous avons déjà fait remarquer en traitant de l'anatomie pathologique, que cet état du sang se rencontrait aussi chez des diabétiques non acétonémiques. Rien d'étonnant dès lors à ce que nous ne notions pas cette altération chez des animaux purement acétonémiques. L'examen histologique et spectroscopique du sang a également été négatif.

Nous avions cru tout d'abord que les globules rouges étaient déformés ; nous avons bien vu que nous étions en présence d'une cause d'erreur. Et, en effet, en examinant le sang avec toutes les précautions que nous avons déjà indiquées, en parlant du même examen fait sur des malades, nous avons remarqué que les globules étaient parfaitement nets avant et après l'expérience.

La marche des accidents acétonémiques chez les animaux dépend absolument de la dose injectée.

Si on administre brusquement, d'emblée, une forte dose d'acétone, les accidents sont très rapides, le coma s'établit d'emblée et la mort survient rapidement : c'est ce qui est arrivé dans l'expérience XV. Si, au contraire, on administre progressivement, en plusieurs doses, on voit se dérouler tous les symptômes que nous venons d'étudier.

L'agitation, les cris, les démangeaisons ouvrent la scène, puis apparaît l'incoordination des mouvements, la somnolence, la dyspnée, le coma avec hypothermie.

La durée totale des accidents est variable et change aussi, avec la dose injectée, de quelques heures chez certains animaux auxquels on avait injecté de fortes doses ; la durée s'est étendue à vingt-quatre heures chez d'autres.

La terminaison n'est pas toujours mortelle : on voit certains animaux, auxquels on injecte de faibles doses, avoir tous les symptômes de l'acétonomie, voire même la dyspnée et un léger abaissement de température, revenir ensuite à la santé, à mesure qu'ils éliminent leur acétone; c'est ce que nous avons observé dans les six expériences que nous avons groupées au début.

La rapidité de la marche, la durée, la terminaison dépendent donc absolument de la dose absorbée par l'animal.

N'en est-il pas de même chez les malades de nos observations ? Nous voyons, en particulier, dans l'observation X l'acétonémie revenir à plusieurs reprises et disparaître, et quelle cause invoquer, si ce n'est aussi la trop faible dose du toxique produit.

Nous aurions voulu donner des expériences tendant à prouver la vérité de l'interprétation que nous avons donnée au sujet de la genèse de l'acétone dans le sang du diabétique ; notre but était de rendre des animaux glycosuriques et de leur faire absorber ensuite des ferments (levûre de bière ou mycoderme acétique). Mais nous avons échoué dans la première tentative. Nous n'avons pu rendre des animaux suffisamment glycosuriques, surtout ne voulant pas employer le procédé de Claude Bernard (piqûre du quatrième ventricule). Une objection trop considérable se serait élevée contre nous, c'est que le coma, si tant est que nous l'ayons obtenu avec les ferments, était dû au traumatisme. De plus, on ne peut rendre les animaux glycosuriques que pendant très peu de temps, ce qui gêne encore beaucoup l'expérience. Nous n'avons cependant pas renoncé à cette idée, et de nouvelles expériences seront tentées dans cette voie.

Quoi qu'il en soit, il ressort suffisamment de nos expériences que le coma diabétique et l'acétonémie expérimentale se ressemblent absolument. Ici et là, l'agitation des premiers moments, le coma, la dyspnée, l'hypothermie ont une similitude absolue. Cette ressemblance, qui avait déjà frappé Kussmaul, me paraît entraîner absolument la conviction; et je ne vois pas vraiment quelle objection on peut invoquer contre cette conclusion. Les contradicteurs sont cependant nombreux.

Je vais m'attacher, en terminant, à réfuter et les objections et les diverses théories qu'on a tenté de substituer à l'acétonémie.

Qu'oppose-t-on, somme toute, à la doctrine de l'acétonémie ? Je trouve toutes ces objections résumées dans la thèse de M. Dreyfous.

« L'acétonémie expérimentale ne ressemble, dit M. Dreyfous, que de fort loin au coma diabétique » ; je crois qu'après avoir lu les expériences que j'ai faites, on pourra se convaincre du contraire. Puis, partout on trouve cette opinion exprimée, c'est que l'acétone ne peut se trouver en quantité assez considérable dans l'organisme pour produire des accidents toxiques.

Je trouve cette assertion si fréquemment reproduite, absolument gratuite, car, où a-t-on trouvé que le sang ne contenait que peu d'acétone dans le coma diabétique ?

Comment, un malade, qui répand une telle odeur d'acétone que toute la maison en est remplie (obs. de Kien), n'aurait que peu de ce toxique dans le sang ? On a dit aussi qu'il fallait des doses énormes d'acétone pour produire des accidents chez les animaux : 120 gouttes suffisent pour un cobaye adulte, 300 centimètres cubes pour un chien d'assez forte taille et très vigoureux. Je ne vois pas que des doses aussi fortes ne puissent être produites chez des malades qui en produisent d'une façon constante.

Ce n'est pas tout encore.

On a dit aussi que l'acétone se trouvait dans des cas ou l'acétonémie n'était pas en cause. On fait allusion aussi à la pseudo-odeur chloroformique dégagée par les cirrhotiques, par exemple.

D'abord, comme je l'ai déjà dit ailleurs, cette odeur n'est pas celle que dégagent les diabétiques dans le coma. De plus, je ne refuse pas d'admettre qu'il y ait un peu d'acétone dans le sang d'autres malades que des diabétiques. Il existe, en effet, une glycémie normale; quoi d'étonnant, dès lors, à ce qu'il se forme un peu d'acétone sous l'influence de quelques conditions pathologiques? L'acétonémie normale dont parle Jaksch se rapprocherait de ces cas.

Kussmaul, et, plus récemment, Frerichs, ont pu donner de l'acétone à des malades sans produire d'accidents. Kussmaul est allé jusqu'à 6 grammes; je crois cette dose incapable de produire une intoxication. Cette quantité, administrée à un chien de taille moyenne, ne donnait lieu qu'à des accidents locaux, et non à une intoxication.

Frerichs a, de plus, publié un travail dont les conclusions m'ont vivement étonné. Il dit, en effet, que le coma diabétique n'est pas dû à l'acétonémie, mais qu'il est le résultat d'une décomposition du sang (?), et que l'acétone ou ses dérivés ne seraient que les produits ultimes de cette décomposition.

Il nous semble, tout d'abord, que ce terme vague ne dit rien du tout, et, en tout cas, on ne voit pas bien l'enchaînement entre cette prétendue décomposition du sang et la production d'acétone. Mais Frerichs va plus loin dans sa négation. Il prétend, en s'appuyant sur des expériences de Brieger, que l'acétone est inoffensive. Ce dernier a donné jusqu'à 20 grains d'acétone à un animal, sans aucun résultat. La dose est évidemment trop faible. Les expériences de Kussmaul, celles de Tappeiner, et d'autres encore, ont eu des résultats bien différents. Et nous avons enfin apporté des faits tellement constants et tellement nets, qu'il faut admettre que les expériences de Brieger sont mauvaises, ou sont au moins incomplètes. Tout le monde peut, du reste, répéter ces expériences, et forcément on obtiendra les mêmes résultats.

D'autres auteurs, au moins plus logiques, ne se sont pas contentés de nier l'acétonémie, mais ils ont tenté d'y substituer une autre théorie.

Une idée a surtout eu du succès. C'est celle de Sanders et Hamilton, sur la lipémie et les embolies graisseuses, se fondant sur l'analogie des symptômes observés dans le coma diabétique et dans les fractures donnant lieu à des embolies graisseuses, se fondant aussi sur cet aspect crêmeux du sang ; ils concluent que le coma diabétique est dû à des embolies graisseuses dans les capillaires pulmonaires surtout. Nous avons déjà fait observer, plusieurs fois, que cet état lipémique du sang était assez fréquent chez des diabétiques, non comateux. De plus, il y a des symptômes du côté du système nerveux, qui ne se montrent guère à la suite d'embolies.

L'urémie a été jugée aussi comme la cause du coma diabétique.

Mais comment l'erreur est-elle possible ?

Il n'y a pas de convulsions dans le coma acétonémique, au contraire dans l'urémie, le fait est fréquent. La température est beaucoup plus basse dans le coma diabétique. Enfin, la proportion d'urée est le plus souvent conservée. Les malades dégagent de plus une odeur d'ammoniaque bien différente de celle de l'acétone. Ajoutons que les lésions rénales sont, somme toute, rares chez les acétonémiques et que leur existence est, pour ainsi dire, la cause la plus fréquente de l'urémie.

Il nous reste à examiner deux théories connexes : l'hyperglycémie et la déshydratation des tissus.

On s'est, en effet, demandé si l'accumulation du sucre dans le sang ne pouvait pas être la cause des accidents comateux. On se fonde surtout sur ce fait : c'est que la glycosurie diminue au moment où vont éclater les accidents comateux. Rien n'est plus vrai ; mais il faut noter qu'à ce moment aussi paraît l'odeur d'acétone. Or, c'est aux dépens du sucre que se forme ce corps. Rien d'étonnant alors à ce que le sucre baisse dans l'urine, puisqu'une partie subit cette fermentation. Il est donc faux de dire qu'il y a hyperglycémie, parce qu'il y a moins de glycosurie.

La théorie de la déshydratation est susceptible des mêmes objections. La quantité des urines diminue, en effet, au moment du coma; il y a aussi quelquefois précédemment des sueurs profuses et une diarrhée considérable; le sucre serait obligé d'emprunter aux tissus la quantité d'eau nécessaire à sa dissolution, d'où desséchement des tissus et les accidents qui en résultent. Buhl a même comparé ces accidents au choléra. C'est à Vogel que revient la priorité de cette idée. M. le professeur Bouchard a défendu vivement cette théorie. Cette déshydratation serait même une cause de glycémie exagérée.

D'abord, Hilton-Fagge et Taylor ont essayé, par des injections intra-veineuses d'eau, de restituer au sang le liquide qui lui manque. Ces expériences ont complètement échoué; et puis je répondrai à cette théorie comme j'ai répondu pour l'hyperglycémie, l'eau manque, en effet, aux tissus et le sucre ne peut plus être éliminé. Alors apparaît l'odeur chloroformique, parce que le sucre resté dans le sang subit la transformation en acétone.

Ces objections réfutées, ces diverses théories combattues, il ne nous reste plus qu'à conclure.

CONCLUSIONS.

1° La présence de l'acétone dans le sang des malades frappés par les accidents que nous venons d'étudier, l'odeur chloroformique dégagée par l'haleine, et surtout l'apparition et la disparition des accidents, selon que l'acétone augmente ou diminue sont des preuves cliniques ssuffisantes de la production du coma diabétique par l'acétonémie.

2° La reproduction exacte des symptômes du coma diabétique par l'administration d'acétone à des animaux, est une démonstration positive de ce que la clinique avait déjà fait entrevoir.

EXPÉRIENCES.

EXPÉRIENCE I. (2 mars 1883). — Inhalation.

Cobaye adulte.

Inhalation de 30 cc. d'acétone en trois fois (10 cc. chaque fois). Après la première dose, ralentissement des mouvements respiratoires.

Respiration profonde, horripilations. Après la deuxième dose, un quart d'heure après, l'animal tombe dans le coma.

Un quart d'heure plus tard, troisième dose. Cinq minutes après l'inhalation, coma absolu, animal couché sur le flanc. Respirations amples, profondes, il fait appel à tous ses muscles inspirateurs; le diaphragme se déprime considérablement à chaque inspiration.

Sensibilité affaiblie, mais non disparue, après les premières doses; abolie complètement à la fin de l'expérience.

Un quart d'heure plus tard le coma dure toujours, cependant en excitant l'animal, on obtient quelques mouvements réflexes, ce qui n'existait pas tout à l'heure.

Tremblements fibrillaires dans les membres. Les respirations deviennent fréquentes, profondes. Le cobaye urine (urines blanches, sédimenteuses). Coloration brun foncé par 2 gouttes de perchlorure de fer, réactif de l'acétone. Peu à peu l'animal sort du coma, la respiration devient plus fréquente. Le lendemain matin l'animal est très bien portant.

EXPÉRIENCE II. (13 mars). — Inhalation.

Cobaye adulte. Bien portant.

Respiration, 110, température rectale, 38. Inhalation d'acétone, 30 c. en deux fois.

Un quart d'heure après :

Agitation, coma incomplet.

Sensibilité très émoussée, non abolie. Respiration moins fréquente, 80, très profonde. Température rectale, 34°. Une heure après, même état, demi-coma persistant.

Deux heures après, cet état de somnolence se dissipe. Urines troubles.

On obtient la coloration rouge brun par le perchlorure de fer.

Trois heures après, la température se relève à 37°, et l'animal revient peu à peu à son état normal.

Le lendemain, il est complètement rétabli.

EXPÉRIENCE III. — Inhalation d'acétone.

Cobaye. Bien portant.

Respiration, 90, température rectale, 38,8. Inhalation de 30 c. d'acétone, en deux fois. Après la seconde dose, horripilations, respiration ralentie, plus profonde ; le diaphragme se déprime à chaque inspiration. Somnolence.

L'animal ne peut marcher, il trébuche à chaque pas.

Température rectale, 36,6.

L'animal reste en cet état deux heures environ, puis se rétablit petit à petit.

EXPÉRIENCE IV. (9 février). — Injection hypodermique.

Cobaye de 6 semaines. Bien portant.

115 respirations par minute.

Battements de cœur très précipités.

Injection sous-cutanée de 40 gouttes d'acétone, en deux fois.

L'animal éprouve une vive douleur au moment où le liquide pénètre dans le tissu cellulaire sous-cutané.

Aussitôt après l'injection, il urine, puis il reste tranquille.

Dix minutes après l'injection, agitation, signes manifestes de démangeaisons.

Le cobaye se gratte le nez et se frotte le cou sur le sable. Ces phénomènes disparaissent dix minutes après et sont remplacés par de la somnolence.

Cet état de demi-sommeil dure un quart d'heure ; puis l'animal revient à son état normal.

Expérience V. (13 février). — Injection hypodermique.

Même sujet qu'à la 4e expérience.

Le cobaye opéré le 9 se porte bien. Un accident local s'est cependant produit au niveau de l'injection.

Une large ulcération s'est formée et le tissu cellulaire semble se sphacéler. Même état physiologique que pour l'observation précédente.

Respiration, 115.

Injection sous-cutanée de 65 gouttes d'acétone. Aussitôt après, miction assez abondante; dix minutes après l'injection, symptômes d'excitation; l'animal s'agite, il éprouve des démangeaisons comme la première fois. Mis en liberté, il essaye de marcher, il titube, trébuche à chaque pas; quand on le touche, il tombe, puis il se relève pour retomber encore.

Pas d'anesthésie; la respiration est un peu moins fréquente, mais un peu plus profonde.

Après un quart d'heure de cet état survient de la somnolence, somnolence qui augmente d'instant en instant; on ne parvient que difficilement à tirer l'animal de sa torpeur. La respiration est moins rapide, plus profonde.

Une heure après la somnolence persiste toujours, quoique moins accentuée. Ce n'est que deux ou trois heures après que le réveil complet est opéré.

Le lendemain, vaste abcès au lieu de l'injection.

Expérience VI. (13 février). — Injection hypodermique.

Lapin bien portant.

100 respirations par minute. 300 battements cardiaques.

Injection sous-cutanée de 120 gouttes d'acétone.

Douleur vive au moment de l'injection, cinq minutes après. Stupeur profonde.

Immobilité absolue. 70 respirations. 200 battements cardiaques.

Respiration plus profonde.

La sensibilité semble conservée.

L'animal reste dans cet état de demi-coma environ une demi-heure, puis il se réveille progressivement.

Le lendemain, eschare au niveau de l'injection.

EXPÉRIENCE VII. (20 février). — Injection hypodermique.

Même lapin. — Conditions physiologiques identiques.

Respirations, 95 ; battements cardiaques, 300.

Injection de 195 gouttes d'acétone.

Pendant les premiers instants, aucun phénomène à noter ; l'animal toutefois semble un peu étourdi, il se blottit dans un coin ; les respirations deviennent moins fréquentes ainsi que les battements du cœur, puis, au bout d'un quart d'heure, il s'affaisse ; l'anesthésie est complète, il pousse de temps en temps quelques cris ; résolution absolue.

La respiration est très ralentie, on ne perçoit plus les battements cardiaques ; vingt minutes après l'injection, l'animal ne respire plus que toutes les secondes, il fait alors une très profonde inspiration en faisant appel à tous ses muscles inspirateurs.

Paralysie des sphincters ; l'urine s'écoule goutte à goutte, elle est recueillie ; on y décèle l'acétone par le perchlorure de fer (coloration rouge brun).

Enfin, une demi-heure après, l'animal succombe sans convulsions. L'examen des organes après la mort ne révèle aucune lésion, ils exhalent seulement une très forte odeur d'acétone.

EXPÉRIENCE VIII. (20 février).

Cobaye ayant servi aux expériences précédentes.

Injection sous-cutanée de 65 gouttes d'acétone. Mêmes conditions physiologiques que dans les premières expérienees.

Respiration, 115 ; temp. rectale, 39°.

Aussitôt après l'injection, démangeaisons accusées par le frottement du nez et du cou. Les démangeaisons sont vite disparues, il n'y a pas d'agitation.

La somnolence survient rapidement dix minutes après l'expérience.

Un quart d'heure après, surviennent des mouvements convulsifs rhythmés dans le train postérieur de l'animal.

Il est couché sur le flanc; contractions fibrillaires dans les muscles.

On injecte de nouveau 60 gouttes d'acétone. Un quart d'heure après, coma absolu. Temp. rectale, 36,5.

La respiration devient très profonde, puis se ralentit, et l'animal meurt deux heures après avec une température rectale de 35°.

Expérience IX. (9 mars).

Cobaye adulte bien portant.

Température rectale, 38,2. Urines troubles, sédimenteuses. Injection sous-cutanée de 120 gouttes d'acétone.

Aussitôt après l'injection, coma absolu; secousses fibrillaires dans les deux pattes de derrière. L'animal semble éprouver des démangeaisons, il cherche à se gratter, mais ne peut y parvenir,

Un quart d'heure après l'expérience, son haleine exhale une forte odeur d'acétone. Température rectale à ce moment, 35,2.

Le coma continue. Les respirations sont plus fortes, plus profondes, moins fréquentes. La sensibilité est très obtuse, non complètement abolie.

La température, une demi-heure après l'expérience, est à 34°.

Le coma continue, et la mort survient quelques heures après.

Expérience X. 31 (mars.)

Cobaye adulte bien portant.

Respiration, 95; température, 39,8.

Injection sous-cutanée de 100 gouttes d'acétone. Un quart d'heure après, démangeaisons; l'air expiré exhale une odeur d'acétone.

L'animal est somnolent, il titube. La respiration est moins fréquente (72 par minute), beaucoup plus profonde. Température rectale, 38,6.

Trois quarts d'heure après, coma complet; pas de convulsions, anesthésie complète. Respirations profondes, ralenties comme tout à l'heure. Température rectale, 37°.

Le coma continu avec les mêmes phénomènes, l'animal meurt dans la nuit.

Expérience XI. (25 avril).

Chien adulte très vigoureux.

Température rectale, 38,8. Battements du cœur, 100. Respiration, 33 par minute.

Injection de 8 cc. d'acétone. Douleur vive au niveau de la piqûre après l'injection. Aucun phénomène à noter.

Le lendemain on note, au niveau de l'injection, une ulcération large comme une pièce de 5 francs. L'animal est triste et ne mange pas.

4 mai. L'ulcération tend à se cicatriser, l'état général est meilleur.

Injection sous-cutanée de 16 cc. d'acétone. Aucun résultat. Le lendemain, gros abcès au niveau de la piqûre.

Le 10. Injection de 30 cc. d'acétone. Aucune réaction, nouvel abcès.

Le 18. État général mauvais. Deux gros abcès dans la région dorsale. Injection de 120 cc. d'acétone.

Un quart d'heure après l'injection, l'animal reste couché, ne fait aucun mouvement. Si on l'excite il se lève, mais pour retomber bientôt; il marche sans se diriger, se heurtant aux obstacles qu'il rencontre, il trébuche et tombe. La température n'est pas abaissée.

La respiration est plus profonde, on voit les côtes se soulever avec force. Le nombre des respirations n'est pas accru. Battements du cœur normaux. Sensibilité intacte. Salivation considérable. Un quart d'heure après, même état.

Deux heures après, mêmes phénomènes; l'animal se couche et on a de la peine à le tirer de sa torpeur.

La respiration est toujours profonde. La température n'est pas modifiée. Peu à peu cet état de somnolence se dissipe et le lendemain l'animal est revenu au même état que la veille.

Le 29. L'ulcération est presque guérie. Les abcès persistent. Température, 39,8; respiration, 33; battements du cœur, 100. Injection d'acétone, 330 cc.

Vingt minutes après, salivation énorme, cris plaintifs, un peu d'agitation.

La respiration est un peu accélérée, 40 par minute, mais les inspirations sont surtout très profondes. Température rectale, 39,8.

Battements du cœur précipités. Une heure après, agitation moins vive.

Respiration toujours très profonde, on voit le diaphragme se déprimer à chaque inspiration. Température rectale, 39,2. Sensibilité obtuse, mais non abolie.

Deux heures après, coma presque absolu; de temps en temps cris plaintifs. Le rhythme respiratoire est modifié. L'animal fait quelques inspirations superficielles, puis, au bout d'un certain temps, profonde inspiration suivie de respirations courtes et superficielles.

Battements du cœur accélérés. Température rectale, 39°. Les extrémités sont froides. Trois heures après, le coma s'accentue. Le rhythme respiratoire est toujours le même. Le cœur bat très vite. La température périphérique s'abaisse de plus en plus. Température rectale, 38°. Quatre heures après, coma absolu. Respiration profonde, bruyante; membres un peu rigides.

La température s'abaisse de plus en plus, l'animal est presque froid. Il succombe à 10 heures du soir sans être sorti du coma.

L'autopsie a montré, au niveau des piqûres, du sphacèle du tissu cellulaire.

Les principaux organes (poumons, cœur, reins, foie, cerveau) paraissent sains, du moins à l'examen macroscopique.

Des fragments sont mis dans l'alcool absolu; l'examen microscopique de ces pièces nous a donné des résultats négatifs.

Expérience XII. (Juin 1888).

Cobaye adulte bien portant.

Avant l'expérience, je constate que les respirations sont au nombre de 84; battements de cœur, 120; température rectale, 39,4.

Examen du sang au microscope. — Globules sphériques très nets, normaux.

Injection sous-cutanée de 80 gouttes d'acétone. L'animal manifeste une vive douleur au moment de l'injection, puis il reste immobile pendant un quart d'heure. Il tombe alors dans la somnolence. Sa température n'est pas modifiée.

Une demi-heure après, l'animal essaie à chaque instant de se relever, mais il trébuche à chaque pas. La respiration s'accélère un peu, les inspirations sont surtout beaucoup plus profondes.

Les battements de cœur ne sont pas modifiés. Température rectale, 38,4.

Une demi-heure après le début de l'expérience, demi-coma ; l'animal est couché sur le côté et ne peut se relever. Les extrémités sont froides. Température rectale, 37,6.

La respiration est profonde, 83 par minute; les battements de cœur sont toujours à 120.

La sensibilité est obtuse, mais non abolie.

Une heure après le début, coma plus profond. Respiration très profonde. Température rectale, 36,6.

Examen du sang. — Aucune altération. Globules non déformés.

Deux heures après, les respirations sont moins fréquentes (70 par minute), elles sont longues et profondes. Le coma est absolu. La température est à 36°.

Cet état dure encore quelques heures, puis l'animal se réveille petit à petit ; la température remonte.

Le lendemain l'animal est rétabli, mais incomplètement; il se blottit dans un coin et frissonne. Il a une ulcération au niveau de la piqûre.

Expérience XIII.

Cobaye ayant servi à l'expérience précédente.

L'animal ne s'est pas bien remis de l'intoxication subie hier. Les extrémités sont froides. Sa température rectale est à 35°. La respiration est normale.

Injection sous-cutanée de 90 gouttes d'acétone. Un quart-d'heure après, l'animal tombe dans le coma absolu, la respiration un peu accélerée est très profonde.

La température s'abaisse à 33°6. Une demi-heure après, même état, le refroidissement s'accuse de plus en plus. Température rectale, 32°1.

La respiration est très modifiée dans son hythme.

L'animal fait de temps en temps de grandes inspirations profondes, puis il y a un arrêt, suivi de respirations fréquentes, irréguliéres et superficielles.

Une heure après le refroidissement est plus marqué encore, 36°6 ; les respirations sont de moins en moins fréquentes, et de plus en plus profondes. Sensibilité abolie.

Deux heures après, l'animal respire à peine, il est très refroidi. Température rectale 29,8. L'examen du sang a été négatif.

L'animal meurt quelques instants après, sans convulsions.

Expérience XIV.

Cobaye adulte. Bien portant.

Respiration normale, 85 par minute. Battements du cœur très précipités.

Urines sédimenteuses, troubles, normales.

Examen du sang au microscope et au spectroscope. Rien d'anormal. Injection hypodermique de 180 gouttes d'acétone.

Quelques instants après l'animal tombe dans le coma; il a quelques convulsions. Sa respiration très ralentie est très profonde, son diaphragme se déprime fortement.

Les battements du cœur, affaiblis, sont très précipités.

La température rectale, cinq minutes après l'expérience, s'abaisse d'un degré, 38,8. Une demi-heure après, coma profond. Anesthésie complète, la respiration est pénible, forte odeur d'acétone dans l'air expiré. Température rectale, 38.

Examen du sang : Globules intacts. Au spectroscope, on trouve encore très bien les raies d'hématine et d'hématoïdine.

Urines troubles, contenant de l'acétone. Coloration rouge brun par le perchlorure de fer.

Une heure après, l'animal est complètement froid.

Température rectale, 32.

Il respire à peine. Il est complètement inerte; quelques ins tants après, il succombe.

Autopsie. — Organes non altérés, exhalant une forte odeur d'acétone. Système nerveux intact, plutôt un peu congestionné.

L'examen histologique n'a donné aucun résultat; les organes étaient tous sains.

Expérience XV.

Cobaye adulte.

Température rectale, 39,8.

Respiration et battements du cœur normaux.

Injection sous-cutanée de 150 gouttes d'acétone, en trois fois, à un quart d'heure d'intervalle.

Après la première dose, rien à noter, si ce n'est quelques démangeaisons, le cobaye se gratte le nez à plusieurs reprises.

Après la seconde dose, agitation, l'animal ne peut se tenir en place, il se gratte, s'agite, puis voulant marcher, il titube, la température est restée normale.

La troisième dose complète l'intoxication.

Une demi-heure après, l'animal tombe sur le côté, dans le coma. Sa respiration devient profonde. On voit son thorax se soulever avec force, le diaphragme se déprime à chaque inspiration.

Les battements du cœur semblent accélérés, mais ils sont difficiles à compter.

La température rectale est à 39.

La sensibilité est conservée, quand on pique la patte de l'animal avec une épingle, il la retire.

Une heure après, coma plus accentué, respiration toujours profonde, non accélérée.

Température rectale, 38.

Deux heures après le début du coma, la température est à 36. Elle s'abaisse d'instants en instants, la sensibilité s'émousse.

La température qui était profonde et régulière, devient irrégulière, il y a des arrêts de temps à autre.

Enfin, trois heures après le début du coma, l'animal meurt avec une température de 32°

RENSEIGNEMENTS BIBLIOGRAPHIQUES.

Je résume ici les indications bibliographiques des auteurs cités dans cet ouvrage.

BAUDRIMONT. — Bulletin de thérapeutique, 1856.

BÉCHAMP. — Sur la fermentation alcoolique et acétique spontanée du foie. T. LXXV des Comptes rendus.

BERTI. — Giornale Venete di science med., avril 1874.

BOTTO SCHEUBE. — Ueber Sog. Acetonamie. Leipzig, 1877.

BOURNEVILLE et TEINTURIER. — Progrès médical, 1875, p. 97.

BRAND. — Deutsche Klinik, 1850.

BRISSAUD. — Progrès médical, 1881.

BUHL. — Zeitschrift für Biologie, t. XVI, 1880.

BURESI. — Diabète. Lo Sperimentale, 1866.

CANTANI. — Acetonemie. Il Morgagni, 1864.

CORNILLON et MALLET. — Progrès médical, décembre 1883.

CYR. — De la mort subite dans le diabète. Archives de médecine, 1877-78.

DREYFUS-BRISSAC. — Pathogénie du coma diabétique. Gaz. hebdom., 1881.

DREYFOUS. — Thèse d'agrégation, 1883.

EBSTEIN. — Deutsche. Arch. fur Med., novembre 1881.

FOSTER. — British med. Journal, janv. 1878.

FRERICHS. — Ueber den plozlichen tod und über das Coma bei diabetes... Diabetische Intoxication. Zeitschrift fur klinische Medicin, vol. VI, fasc. I.

GERHARDT. — Wiener medicinische Presse.

GUNTHER in RUPSTEIN.

HILTON-FAGGE. — Guy's hospital Reports, 3e série, t. XIX, 1873-74.

JAKSCH (R. von). — Ueber das Vorkommen der acetessigaure im Harr. Deutsche chemische Gesellschaft, 1882.

JÆNICKE. — Deutsche. Arch. für klin. Med., novembre 1881.

KAULICH. — Prager Vierteljahrschrift, 1860.

KIEN. — Gaz. méd. de Strasbourg, août 1878-80.

KUSSMAUL. — Zur Lehre von Diabetes Mellitus. Deutsche Arch. für klin. Med. Leipsig, 1874.

LAMBL. — Virchow's Arch., XI, 1857.

LECORCHÉ. — Traité du diabète, 1877.

LECORCHÉ et TALAMON. — Études médicales, 1881.

LEROUX. — Thèse inaugurale, 1881.

MOSLER. — Untersuchungen ueber die Beschaffenheit des Parotiden Sekrets und deren praktische Verwinkung. Berl. kl. Woch., 1866.

PAVY. — Medic. Times, 6 sept. 1879.

PETTERS. — Beobachtungen ueber fünf Diabetes Kranken. Prager Vierteljahrschrift, 1855-57.

QUINCKE. — Ueber coma diabeticum. Berl. klinik Woch., n° 1, 1880.

RICHARDSON. — On diabetes, 1871.

RUPSTEIN. — Medic. Centralblatt, 1874, n° 54. Ueber das Auftreten des Acetons beim. Diab. Mell.

SANDERS et HAMILTON. — Edinburg med. Journ., juillet 1879.

SAUNDBY in B. FOSTER.

SEIFERT. — Physikalisch-medicinische Gesellschaft. Würzburg, vol. XVII, n° 4, 1882.

TAYLOR. — Guy's hospital Reports, t. XXV, p. 147.

Paris. — A. PARENT, imp. de la Faculté de médecine, A. DAVY, successeur,
52, rue Madame et rue Monsieur-le-Prince, 14.

www.ingramcontent.com/pod-product-compliance
Ingram Content Group UK Ltd.
Pitfield, Milton Keynes, MK11 3LW, UK
UKHW020300220726
13923UKWH00002B/977